Sophie Pointeau

Le Hatha Yoga pendant la grossesse

Société des Écrivains

Sur simple demande adressée à la Société des Écrivains,
14, rue des Volontaires – 75015 Paris,
vous recevrez gratuitement notre catalogue
qui vous informera de nos dernières publications.

Texte intégral

Remerciements à Laurent Gelis pour son enseignement,
à Claudette, Clémence et Léa pour les photos,
à Malone (in utero) qui m'a soufflé l'idée...
Ils ont chacun très aimablement contribué
à la réalisation de ce travail.

Introduction

La préparation à la naissance et à la parentalité

La venue au monde d'un enfant est sans doute la plus belle chose qui puisse arriver à une femme, et à un couple.

Mais cela ne se fait pas sans une préparation : elle est psychologique car ce nouveau venu va toujours bouleverser l'ordre des choses établies, d'autant plus lorsque c'est le premier enfant du couple. Mais c'est également une préparation physique pour le corps de la mère qui va vivre une expérience intense.

Lorsque vous savez que vous êtes enceinte, vous consultez une sage-femme ou un médecin pour faire une déclaration de grossesse. Dès lors, il vous est conseillé de faire un entretien avec une sage-femme (vers le 4e mois) : c'est un temps d'échange qui vous permet d'exprimer vos attentes par rapport à votre suivi de grossesse et votre lieu d'accouchement, vous pouvez évoquer vos problèmes personnels, et entre autre, poser des questions sur votre préparation à l'accouchement.

Vous ferez cette préparation dans une clinique, un hôpital ou dans un cabinet libéral. Sept séances serviront à répondre à vos questions, à vous expliquer le déroulement des évènements : le travail, le départ à la maternité, l'accouchement, le retour à la maison, l'allaitement…

En tant que sage-femme, je considère cette préparation comme incontournable même si vous n'attendez pas votre premier enfant. Vous prendrez le temps de vous occuper de vous, et de ce bébé à venir, de rencontrer d'autres femmes enceintes. Vous y apprendrez à respirer pour soulager la douleur et pour pousser ; vous y découvrirez les différentes positions dans lesquelles vous pouvez mettre au monde votre enfant.

Pourquoi le yoga dans la préparation à la naissance ?

Très rapidement, le yoga m'est apparu comme une évidence dans la préparation à la naissance. Bien sûr, une préparation théorique est nécessaire. Mais qu'en est-il du corps de la mère ? Que peut-elle faire pour accompagner les modifications physiologiques, anatomiques, osseuses ? Que peut-elle faire pour assouplir son bassin et faciliter le passage de son enfant ? Comment peut-elle gérer la traversée de la tempête qu'est le travail ?

Le yoga permet de répondre à tous ces besoins : le mot « yoga » signifiant joindre, unir. C'est l'union du corps et du mental, du souffle et du mouvement, le sentiment d'unité avec le monde qui nous entoure.

Si, dans les différents yogas, les postures se ressemblent, le HATHA YOGA est le plus connu : il comporte des **āsanas** ou postures, du **prānāyāma** ou exercices respiratoires et de la relaxation ou concentration appelé **dhāranā**. Ce yoga physique parle mieux aux occidentaux à la recherche de pratiques corporelles. Il est la fondation sur laquelle le reste du yoga s'est construit car c'est par le corps que l'esprit va s'exprimer.

Pour le Hatha yoga le corps est donc un bien précieux, un instrument de réalisation.

C'est à travers tout un réseau de canaux subtils, les nadis, que circule le prāna ou énergie vitale. Les āsanas ou postures débloquent, nettoient et fortifient les muscles, les articulations et les organes, les respirations purifient les nadis.

Le yoga est parfaitement réalisable par les femmes enceintes même si certaines adaptations sont parfois nécessaires (le yoga étant une pratique exclusivement masculine à son origine). Lorsqu'une pratique est douloureuse, c'est un blocage énergétique qui en est l'origine.

D'une part vous allez trouver dans le Hatha yoga l'assouplissement de votre corps pour le préparer au passage mécanique de votre enfant ; d'autre part vous allez y puiser l'énergie dont vous avez besoin pour vivre en harmonie tous les changements que le corps va connaître durant neuf mois et passer l'épreuve qu'est l'accouchement.

Pour ce qui est physique…

L'attitude, le placer, la durée, le souffle sont à prendre en compte pour qu'une posture produise ses effets. Sa place dans la séance est aussi importante. L'idée principale est de se faire du bien : c'est dans le plaisir de découvrir son corps qu'une posture doit être abordée et non pas dans l'idée d'effort.

L'assouplissement du corps et surtout du bassin va incontestablement faciliter l'accouchement.

La ceinture pelvienne comprend :

- les 3e, 4e et 5e vertèbres lombaires,
- les articulations sacro-iliaques,
- le pubis,

- le coccyx,
- les coxo-fémorales.

Elle est la base du tronc qu'elle supporte et est elle-même portée par les membres inférieurs. C'est donc une zone de transition entre les forces ascendantes de réaction du sol et les forces descendantes gravitaires. La stabilité de la ceinture pelvienne est garantie par le sacrum qui sert d'amortisseur entre les forces descendantes agissant sur les sacro-iliaques et les forces montantes agissant sur les coxo-fémorales. Si les muscles se rétractent, la fonction d'amortissement est entravée… et c'est ce qui se passe souvent pendant la grossesse à cause de l'hyper lordose ou cambrure.

De plus cette hyperlordose entraîne une hyperpression intra-abdominale responsable d'une respiration difficile, de dorsalgies, lombalgies, douleurs intercostales, d'incontinence, de ptose, de sciatiques, de cruralgies…

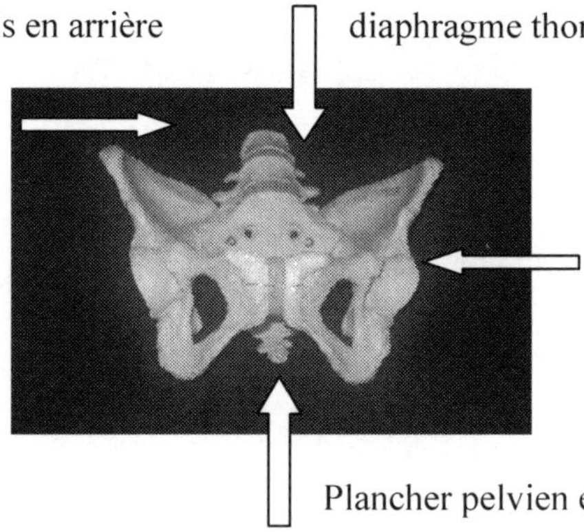

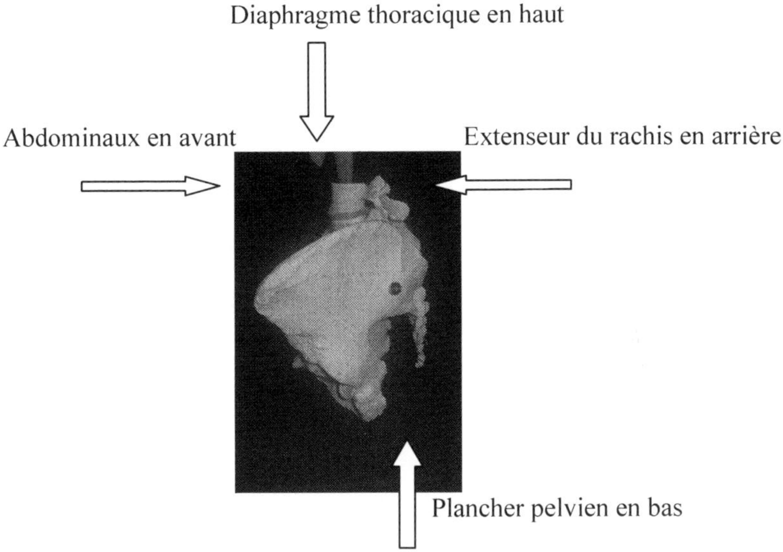

L'antéversion et la rétroversion du bassin sont des mouvements qui vont permettre de mobiliser l'utérus et de mettre le bébé dans l'axe de la sortie. Si l'antéversion du bassin accentue la lordose (ou cambrure) et crée un angle dans le cheminement du fœtus, la rétroversion le met dans le prolongement et soulage les maux de dos. Recherchez toujours à aligner et étirer votre colonne vertébrale, à rentrer le ventre (dans la mesure du possible !) à faire un dos plat dans les postures assises (comme le diamant : **vajrāsana** où les fesses sont sur les talons ou en lotus : **padmāsana).**

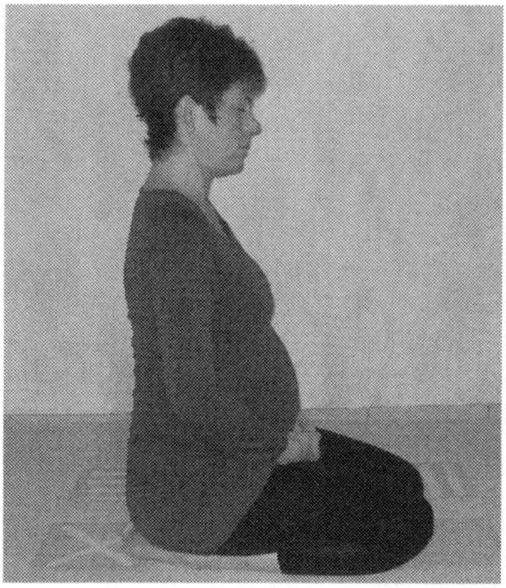

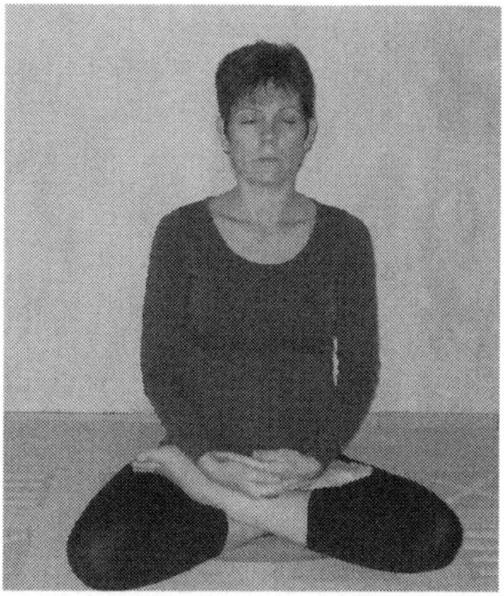

Vajrāsana, le diamant

Padmāsana, le lotus

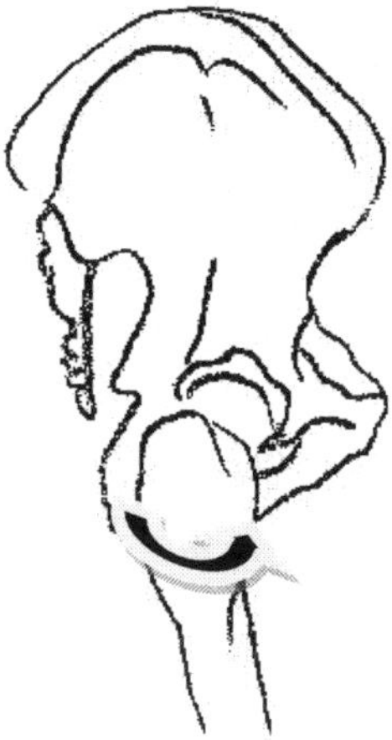

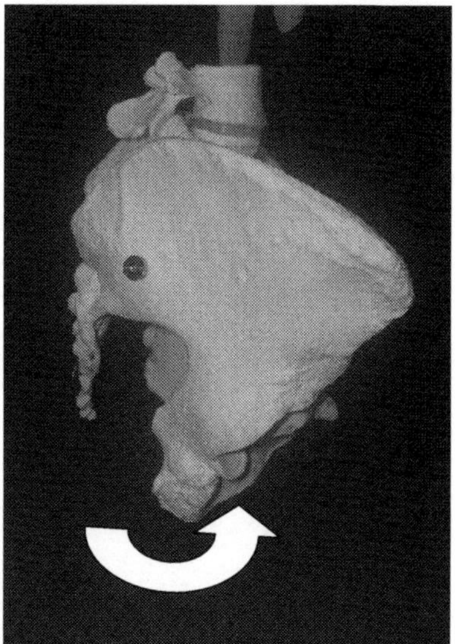

Mouvement d'antéversion :
Basculez le bassin, rentrez les fesses, rentrez le ventre.

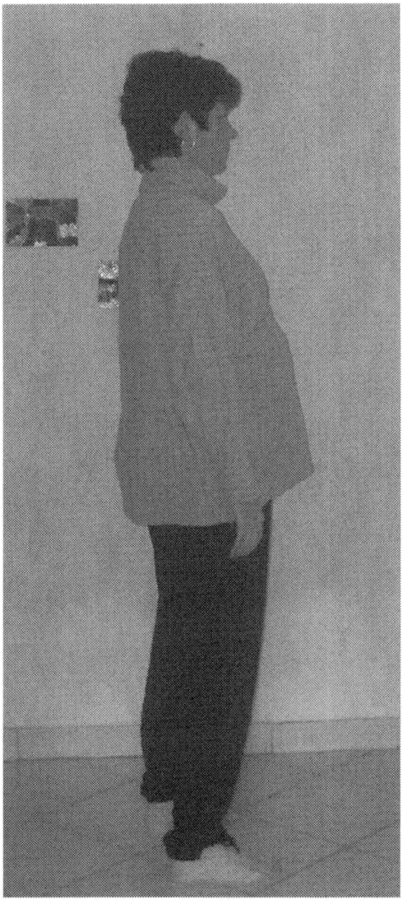

Antéversion

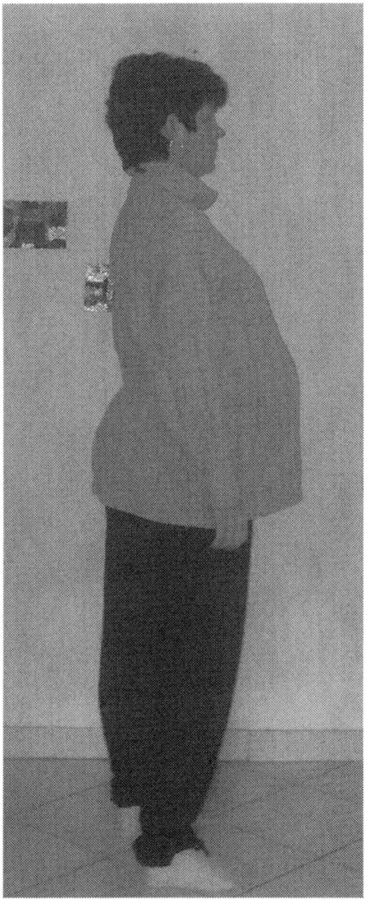

cambrure

Les mouvements des os du bassin permettent de changer la forme du bassin pour faciliter l'engagement puis le dégagement du bébé. Ce sont les hormones qui permettent d'assouplir naturellement le bassin et lui confèrent cette mobilité.

La contre nutation : c'est la partie « haute » du bassin qui s'ouvre. Le sacrum recule, le coccyx avance et les ailes iliaques s'écartent ce qui rapproche les ischions et ferme le « bas » du bassin. Le détroit supérieur s'agrandit pendant que le détroit inférieur se rétrécit. Le bébé va donc pouvoir s'engager parfois dès le début du 9e mois de grossesse dans le bassin maternel.

Pendant le travail, sous l'effet des contractions utérines, il est poussé et il descend. Pour pouvoir sortir par le détroit inférieur, le bébé à besoin de **la nutation** du bassin maternel **:** le coccyx recule et du coup, le sacrum avance en écartant les ischions. Le bébé va pouvoir défléchir sa tête pour sortir en étirant le périnée.

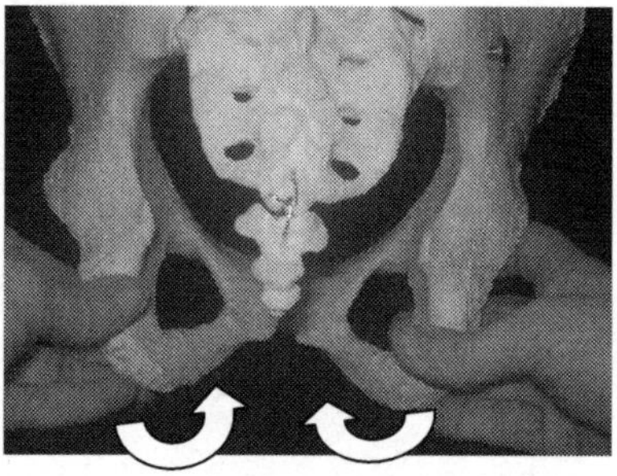

Contre-nutation

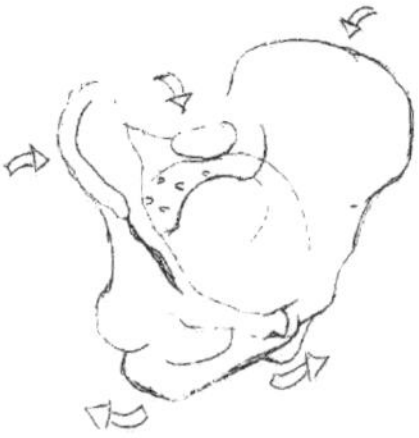

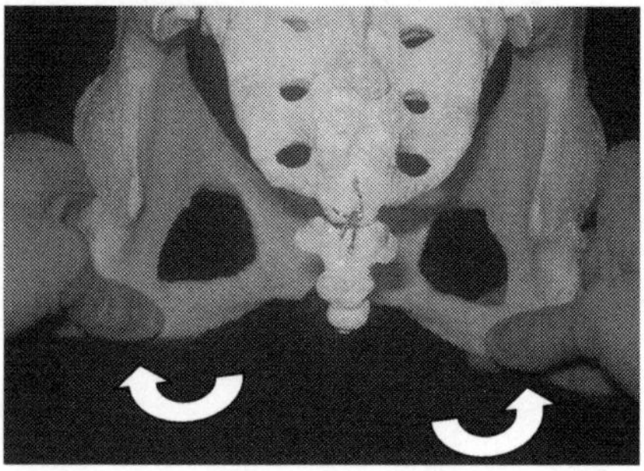

Nutation

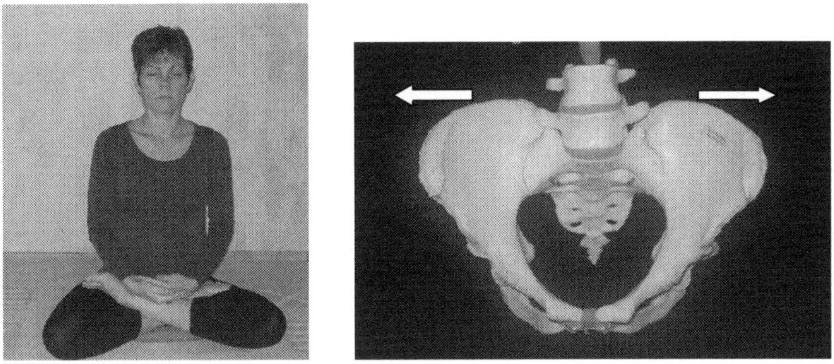

padmāsana : contre nutation du bassin, ouverture des ailes iliaques.

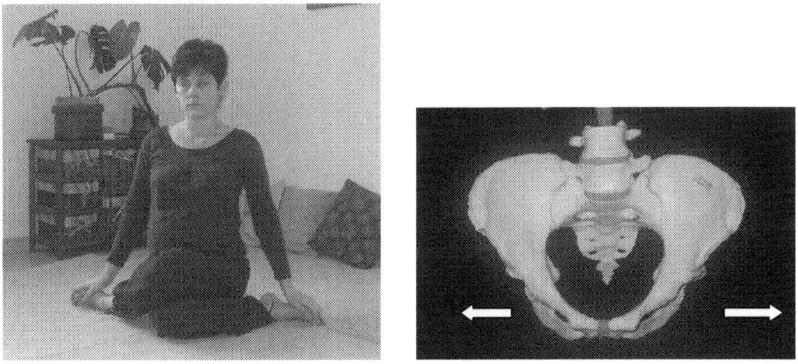

En « gardien de vaches », **goraksāsana** :
nutation du bassin, ouverture des ischions

Au cours de chaque séance il sera intéressant de favoriser la contre nutation et la nutation ainsi que la bascule vers l'avant du bassin.

Pour ce qui est mental…

Le yoga permet d'obtenir une maîtrise des émotions, une force psychologique, il apaise et immobilise les pensées. Chaque technique a une action particulière : certaines renforcent la confiance en soi, d'autres ouvrent vers les autres.

Les postures équilibrent, défatiguent, calment le stress, la déprime et pacifient le mental. La pratique du yoga amène au retrait des sens : on quitte le monde externe, l'agitation, pour entrer dans le monde interne, on va se reconnecter avec soi, c'est une grande pratique de recentrage.

Certains āsanas donnent de la fraîcheur, d'autres tonifient, oxygènent développent l'enthousiasme, et vous chargent d'énergie positive. Selon le cakra intéressé, les pratiques donnent de la légèreté dans les pensées voire même, permettent de réaliser des souhaits et de prendre son destin en main !

Grâce aux respirations apaisantes, le yoga ouvre la conscience et purifie, avec les respirations tonifiantes, vous obtenez la témérité, la ténacité.

Ainsi la pratique est complète : physique et mentale !

Utilisation de cet ouvrage

Le yoga est une pratique connue depuis des millénaires mais qui n'a de traces écrites que depuis le moyen-âge environ, l'enseignement se faisant de maître à disciple oralement. C'est pourquoi la réalisation d'un ouvrage de Hatha Yoga destiné aux femmes enceintes m'a tenu à cœur : j'ai eu envie de partager avec les femmes cette connaissance au-delà de ma pratique quotidienne en cabinet libéral où l'enseignement se fait oralement dans une pratique conjointe.

Cet ouvrage n'est pas un recueil de techniques capable de remplacer l'enseignement d'un professeur de yoga, mais plutôt un aide-mémoire pour faciliter l'organisation de votre propre séance.

Si vous pratiquiez déjà le yoga avant votre grossesse, vous allez pouvoir continuer en adaptant les pratiques à votre état ; si vous le découvrez au cours de votre grossesse, demandez l'avis de votre sage-femme avant de commencer.

Seul un tri parmi les pratiques de Hatha yoga a permis de reprendre les pratiques compatibles pendant la grossesse. Parfois quelques adaptations sont proposées en tenant compte de l'objectif de la posture pour ne pas la dénaturer.

Si vous ressentez des contractions (ventre dur, douleurs de règles, etc.) lors d'une pratique, reposez-vous quelques instants avant de continuer. Si les contractions persistent, cessez la pratique et reprenez quelques jours plus tard. Pareillement consultez si vous avez des maux de tête, des bourdonnements d'oreille ou des points brillants devant les yeux par exemple.

Tous les détails (le regard, la concentration, la respiration…) sont importants pour pouvoir prétendre « faire » du yoga et non une simple gymnastique. Le terme « yoga » a été beaucoup utilisé dans le milieu obstétrical : il a servi à décrire une gymnastique douce bien adaptée à la femme enceinte, s'éloignant parfois complètement de sa « source » : on retrouve des mouvements sans précisions, sans souffle, sans concentration, en milieu aquatique même…

Vous trouverez ici un Hatha Yoga au plus près de ses origines, sans prétention, puisque je ne fais que faire passer un enseignement de qualité qui m'a été donné, seul le filtre de ma profession de sage-femme l'a redimensionné.

En pratique

Les postures de yoga amènent stabilité, bien être et paix mentale. Pour en tirer un maximum de bienfaits :

- Pratiquez le matin à jeun (sinon, à distance des repas).
- Pratiquez dans un lieu calme et aéré.
- Portez des vêtements confortables.
- Utilisez un tapis de sol et des coussins.
- Pratiquez les āsanas en douceurs, lentement et sans jamais forcer. Les tensions musculaires sont inutiles, cherchez le relâchement, le lâcher prise. La posture finale doit être agréable. Ecoutez votre corps pour la durée de chaque āsana.
- Certaines pratiques stimulent la fonction rénale et l'élimination, n'hésitez pas à aller uriner, une vessie pleine entraînant des contractions utérines. Reprenez ensuite votre séance là où vous en étiez.

Chaque séance de yoga peut avoir comme axe de travail les centres d'énergie permettant au fil des jours d'ouvrir, de stimuler et d'harmoniser chaque cakra (prononcé *chakra*) tout au long de la grossesse.

Choisissez de pratiquer autour d'un seul cakra ou bien faites un asana par cakra en remontant de la base au front.

Plus le centre d'énergie est haut plus le travail est spirituel, la vibration haute ; plus le centre d'énergie choisit est bas, plus le travail est physique.

Un tableau vous aidera à réaliser votre séance en fonction de vos capacités physiques, de vos possibilités, et du stade de votre grossesse. Enchaînez les postures : debout, assise, allongée, inversées en fin de journée ou bien allongée, assise, debout en début de journée par exemple.

Entre chaque āsana prenez un temps d'observation assise ou allongée, laissez le souffle aller et venir, ressentez les zones de votre corps que vous avez fait travailler, laissez la posture agir en vous…

Une séance démarre par un temps de relâchement, de prise de conscience du corps pour se couper un peu du monde extérieur : « laissez tous vos ennuis à l'extérieur, vous les reprendrez en partant… si vous le souhaitez ».
Puis quelques étirements vont réveiller le corps physique.

Toutes les postures sont associées à un souffle bien particulier qui potentialise les effets des āsanas. Ces pratiques respiratoires sont les 8 **prānāyāma** ou contrôle du souffle vital :

- Sahita, la rétention,
- Sūryabheda, la perforation solaire,
- Ujjāyī, la victorieuse,
- Sītalī, la rafraîchissante,
- Bhastrikā, le soufflet,
- Bhrāmarī, l'abeille,
- Kevalī, la stupéfiée,
- Mūrchā, l'évanouissement.

La respiration se fait essentiellement par les narines (exception faite de Sītalī). Les temps d'inspirations, de rétentions et d'expiration varient en fonction de la posture et du cakra intéressé.

Les rythmes peuvent être lents : un temps d'inspiration, deux temps d'expiration (par exemple 4 secondes d'inspiration pour 8 secondes d'expiration). Vous retrouverez dans certaines postures un rythme « carré » dit **samavritti** (sama = égal) où l'inspiration, la rétention plein, l'expiration et la rétention vide doivent avoir un temps égal.

Ces respirations apaisent, relaxent, détendent.

Parfois le rythme peut être rapide (**Bhastrikā**) ce qui donne plus d'énergie dans la posture, cette respiration est intéressante dans les postures très physiques avec étirement ou effort musculaire.

La respiration est mentalement visualisée et associée à des « mantras » que vous prononcez dans votre tête : par exemple « so » à l'inspiration et « ham » à l'expiration ou bien « om » sur l'inspiration et l'expiration… ceci oblige à se concentrer sur le souffle.

Suivre le souffle dans la colonne vertébrale ou dans le cakra stimulé permet aussi de concentrer l'énergie en un endroit bien précis et de potentialiser l'effet de la posture.

Les mudrās sont des gestes, (souvent des contractions ou bandha) : selon le cakra intéressé dans la posture, vous contractez le périnée, le ventre, la gorge. La langue est le plus souvent retournée dans la bouche (en **khecarī mudrā** prononcé *kéchari*) ce qui calme et ralenti le flot des pensées parasites.

Les mains sont parfois nécessaires à l'appui ou l'accroche dans une posture, sinon elles sont placées, ouvertes et avec le geste dit de la sagesse : **jñāna-mudrā** (pouce et index joints) qui symbolise le lien entre le macrocosme et le microcosme :

- Le pouce symbolise l'univers.

- L'index, soi, l'individu.

- Les autres doigts, l'illusion, l'attachement, l'ego dont on cherche à se détacher…

Les mains peuvent être jointes devant la poitrine (comme pour une prière) en **Anjali mudrā.**

Les mudrās des yeux : le regard est lui aussi important. Parfois les yeux sont ouverts pour une concentration sur un point extérieur, parfois ils sont fermés pour une intériorisation du mental. Le plus souvent les yeux convergent c'est-à-dire que vous devez loucher : cette pratique apporte concentration et stimule les muscles oculaires pour une meilleure vision…

Dans une séance choisissez une technique un peu plus longue permettant d'approfondir la pratique et de travailler l'endurance, absolument incontournable lors d'un accouchement.

Pour finir, un temps de concentration vous sera proposé.

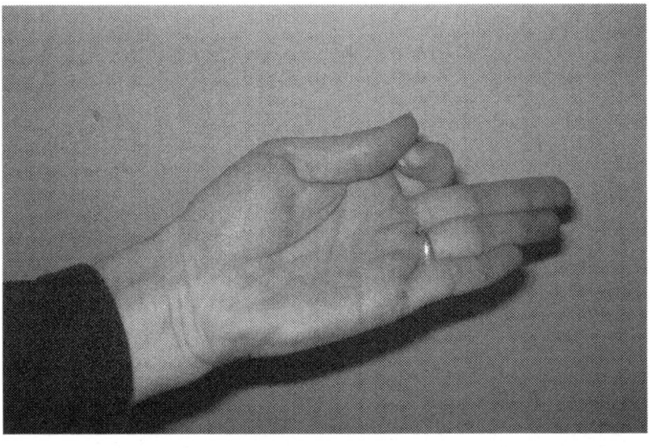

Bonne pratique !

Contenu d'une séance de Hatha Yoga

1. Relaxation

Allongée sur le dos avec quelques coussins si nécessaire, fermez les yeux et relâchez tout votre corps segment par segment. Commencez par lâcher tous les muscles de votre visage, puis le cou, la nuque, détendez des épaules jusqu'au bout des doigts, relâchez la cage thoracique, le ventre, le dos, la colonne vertébrale, le bassin, le périnée, puis enfin les jambes jusqu'au bout des pieds.

Baillez si vous en avez envie, soupirez. Prenez conscience du va-et-vient de votre souffle. Puis revenez progressivement dans l'état de conscience ordinaire.

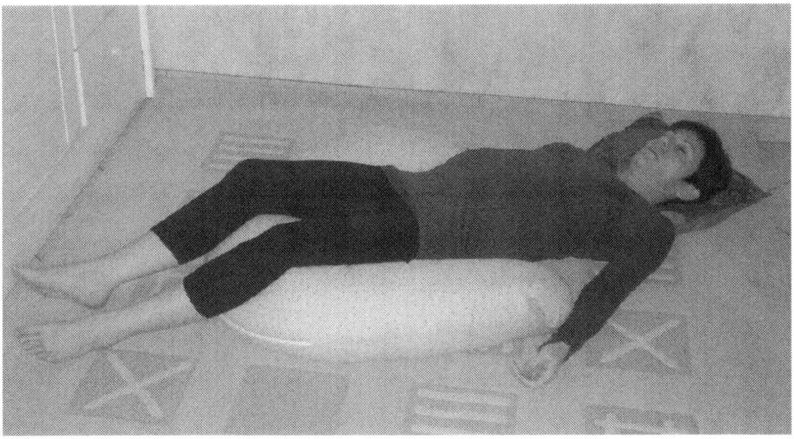

2. Étirements

Choisissez quelques étirements à votre convenance avant de pratiquer des āsanas : cela va assouplir votre corps et rendre la pratique plus aisée.

Étirements simples en torsion

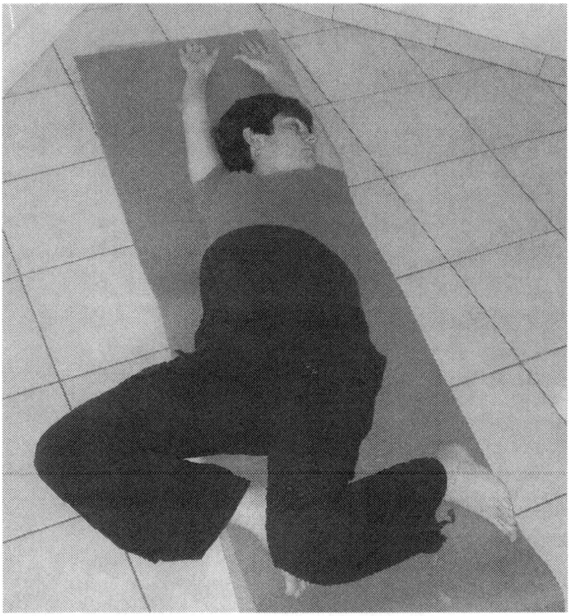

Allongée sur le dos les jambes repliées, les talons près des fesses et les pieds écartés de la largeur d'un tibia, montez les bras au-dessus de la tête en inspirant, expirez puis inspirez à nouveau en descendant les genoux à droite et tournez la tête à gauche, maintenez quelques secondes poumons pleins.

Expirez ramenez les genoux vers le haut et le visage au centre.

Faites de même de l'autre côté et une dizaine de fois.

« Le pont »

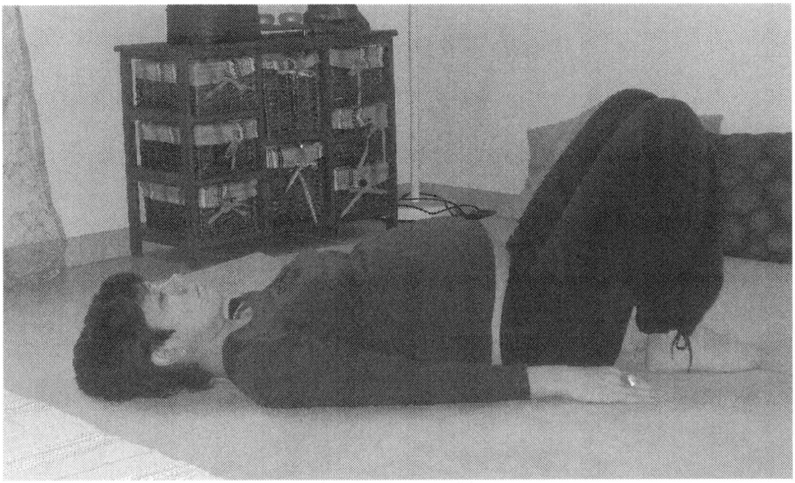

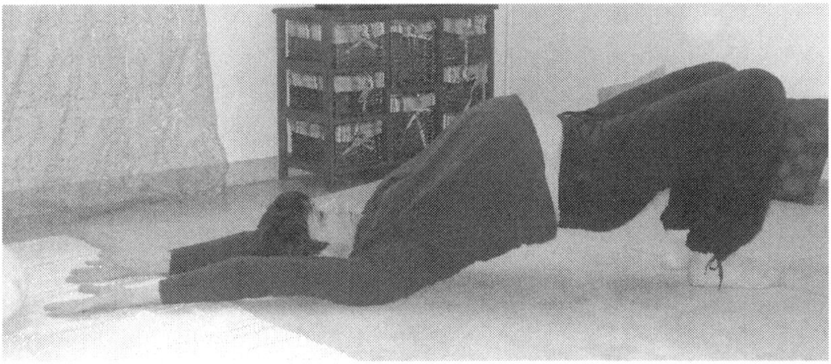

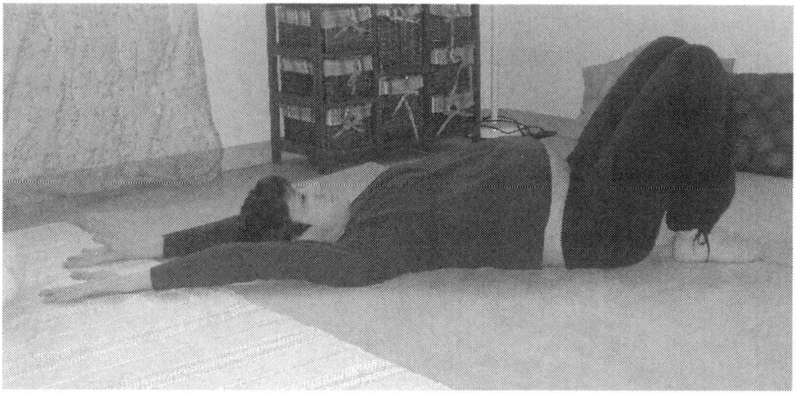

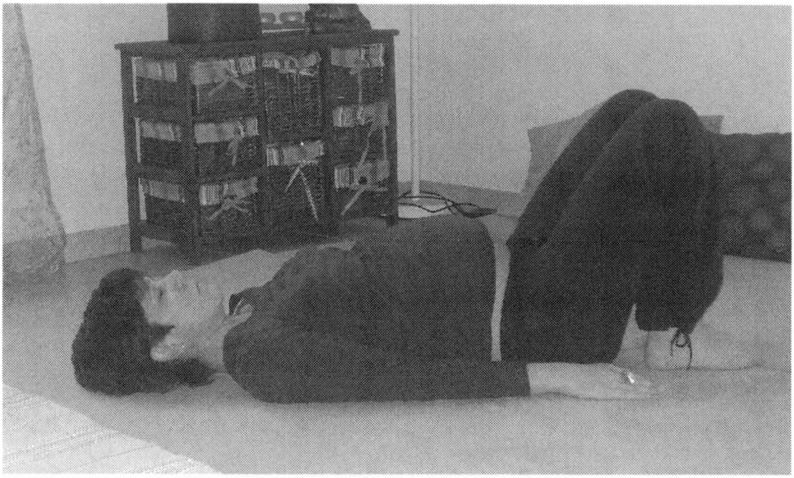

Prise de la position : allongée sur le dos les jambes repliées, les talons près des fesses, les bras le long du corps, les yeux fermés convergeant dans le front (**śambavi mudrā**) ou sur le bout du nez (**nāsāgra drsti),** la langue retournée en **khecarī mudrā** (prononcé *kéchari*) : c'est un geste de la langue que l'on retourne le plus loin possible dans la bouche jusqu'à ce que la pointe touche le palais mou. Cela permet d'éliminer les pensées parasites.

- inspirez montez les bras au-dessus de la tête et soulevez le bassin,
- expirez en déroulant lentement le dos, en tirant les fesses vers les talons et en posant le dos vertèbre par vertèbre, comme si vous vouliez les compter,
- inspirez : étirez-vous,
- puis en expirant ramenez les bras le long du corps.

Recommencez 5 fois ou plus.

<u>« Ouverture des cuisses »</u>

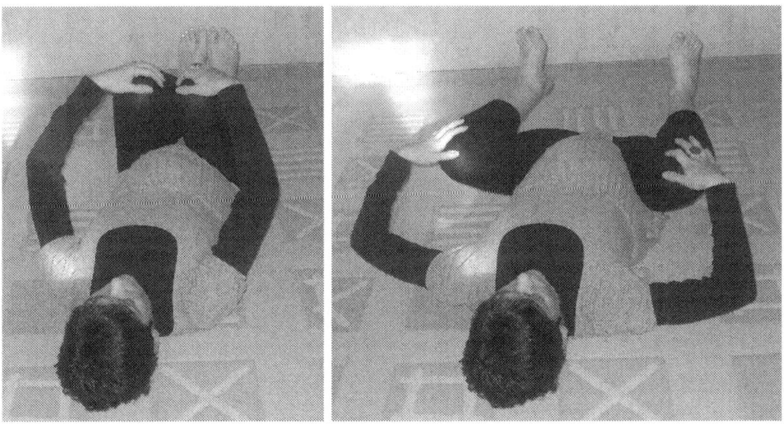

Allongée sur le dos, attrapez vos genoux, le menton en **jālandharabandha** c'est-à-dire bien rentré dans le cou**.** En expirant écartez les genoux et cherchez à les remonter sous les bras en pliant les coudes vers l'extérieur et le haut du corps.

5 à 10 fois

Petite torsion

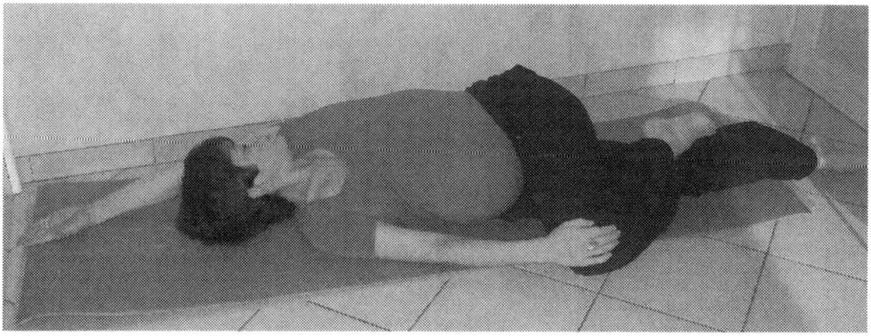

Allongée sur le dos, vous remontez le talon droit près de la fesse droite, et vous portez le bras droit tendu au-dessus de la tête. Sur une expiration vous descendez le genou droit à gauche, le visage vers la droite, main gauche sur le genou droit et vous faites quelques respirations. Revenez doucement dans la position initiale et inversez.

3. les āsanas, mudrā et prānāyāma :

Le tableau suivant vous permettra de construire votre séance en respectant une logique énergétique au niveau des cakras. Vous choisirez également la progression de votre corps dans l'espace : debout, assise, puis couchée (et inversée) ou bien couchée, assise et debout. Cette évolution est importante car pendant la grossesse le changement de position n'est pas aussi aisé que le reste du temps et les passages répétés debout-couchée par exemple, sont épuisants. Pour une pratique matinale allez dans le sens de l'élévation, pour une pratique du soir préférez finir allongée.

Repérez aussi les pratiques qui apaisent et celles qui dynamisent pour vous stimuler le matin et vous calmer le soir.

Enfin, choisissez un cakra ou bien plusieurs dans le sens ascendant comme axe de travail.

	debout ⇄	assise ⇄	couchée →	Postures inversées *(jusqu'au 2e trimestre)*
Postures et pratiques intéressant le centre de la **base**	***Vrksāsana*** ***Cakrāsana,*** ***Padangusthāsana*** ***Prasarita padottāsana***	***Kūrmāsana*** ***Jānu śirsāsana*** ***Mahā mudrā***	***Gokarnāsana***	
Postures et pratiques intéressant le centre du **pubis**	***Ardha candrāsana***	***Ardha paścimottānāsana*** ***Mahā konāsana*** ***Bhadrāsana***		
Postures et pratiques intéressant le centre du **ventre**	***Trikonāsana*** ***Sūrya namaskara***	***Marjariāsana*** ***Tolangulāsana*** ***Parighāsana*** ***Utthitadhanurāsana***	***Matsyāsana***	***Viparīta karanī mudrā***
Postures et pratiques intéressant le centre du **cœur**	***Hanumānasa*** ***Natarajāsana*** ***Vrksāsana***	***Parvatāsana*** ***Bhastrikā thoracique*** ***Goraksāsana*** ***Gomukhāsana*** ***Purvottanāsana sūrya-bheda*** ***Marici*** ***Ardha baddha padmāsana*** ***posture de Bharavadja*** ***Rajakapotāsana***	***Jaṭharaparivarta*** ***Ardhadhanurāsana***	
Postures et pratiques intéressant le centre de la **gorge**	***Padāhastāsana***	***Mūrcchā*** ***Mahā bandha*** ***Padmāsana*** ***Ustrāsana***	***Makarāsana***	***Viparita karani mudrā*** ***Sarvangāsana*** ***Śirsāsana*** ***Kāpālāsana***
Postures et pratiques intéressant le centre du **front et de la fontanelle**	***Vrksāsana*** ***les murcha***	***les murcha*** ***Jyoti mudrā*** ***Yoga mudrā*** ***Brhāmarī*** ***Sāmbhavī- mudrā*** ***Kapālabhāti***	***Gokarnāsana***	***Śirsāsana*** ***Kapalāsana***

4. Finissez votre séance avec :

Un dhāranā :

Notez bien que la position assise en lotus (**padmāsana**) est idéale dans les méditations.

Cette posture est bienfaisante pour le dos et la sphère ando-abdominale, elle stimule l'énergie vitale, lutte contre les affres du vieillissement du corps.

Le lotus se prend progressivement, au fil des mois à moins d'avoir des ligaments très souples. Il faut chercher à monter le pied sur la cuisse opposée en le tournant un peu, vous devez voir votre plante de pied. Ceci est le demi-lotus, l'autre pied étant au niveau du genou. Lorsque vous sentez que c'est possible, prenez l'autre pied et ramenez-le de la même manière sur le haut de la cuisse : c'est le lotus. Vous sentez l'assise solide, ferme, stable.

Visualisez-vous assise sur un carré jaune. Imaginez quatre pétales de lotus : devant vous, derrière et sur vos côtés.

Le lotus se referme sur vous à l'expiration, le regard sur le bout du nez restez un peu à vide en prononçant mentalement « Lam ».

Sur l'inspiration, le lotus s'ouvre.

Pratiquez plusieurs minutes.

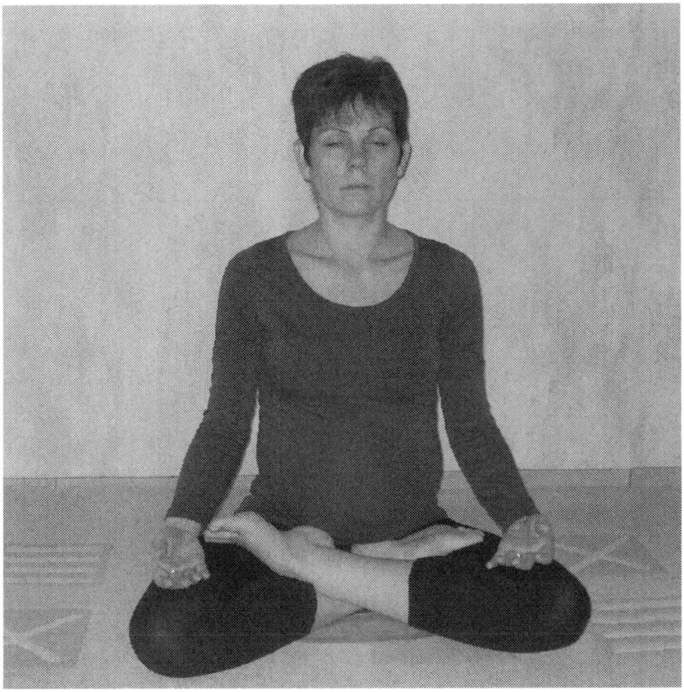

Nāsāgra – mudrā (nāsāgra = nez ; mudrā= geste)

Il s'agit de la convergence du regard sur le bout du nez qui amène la concentration. Ce simple geste est une grande pratique en yoga.

Assise confortablement, louchez sur le bout de votre nez et laissez aller le souffle, mentalement prononcez « OM » en continu.

Pratiquez au minimum 10 minutes.

Nabho-mudrā

C'est le geste de l'espace derrière la gorge ou geste du ciel.
C'est le lieu où toutes les pensées s'évanouissent…

Assise confortablement yeux en **śambavi mudra** (dans le front), la bouche légèrement ouverte, la langue est retournée en **ketchari mudra** mais sans toucher le palais.

Inspirez par la bouche sans faire de bruit, gardez une rétention plein puis collez la langue retournée au palais pour expirer par les narines.

Pratiquez 10 à 15 minutes…

Hridaya visarga

Assise ou allongée, vous allez progressivement minimiser les échanges gazeux.

Visualisez un point interne blanc (qui représente la conscience) à l'intérieur de votre poitrine et point externe rouge, (qui symbolise l'énergie) devant votre poitrine.
Essayez d'immobiliser au mieux le ventre et la poitrine.
Vous allez mentalement unifier énergie et conscience lors de vos inspirations et expirations :
Dans le processus respiratoire, l'inspiration produit le son SAH et l'expiration le son HAM. Nous « murmurons » tous 21 600 fois par jour ce mantra.

Mentalement prononcez SAH à l'inspiration et suivez le trajet du souffle du point externe au point interne.

Mentalement prononcez HAM à l'expiration et suivez le trajet du souffle du point interne au point externe.

Réduisez progressivement les trajets et la quantité de souffle entrant et sortant.

Les deux points fusionnent quand il y a arrêt du souffle.

<u>Tatrakam sur la bougie (tatra = là, en cet endroit)</u>

Prenez une assise confortable, placez une bougie à l'horizontale à 50-80 cm de vos yeux.

- Fixez le point le plus lumineux, observez la fragmentation du regard, la difficulté de soutenir la fixité, ne clignez pas des yeux, il peut y avoir quelques larmes ce qui indique un bon nettoyage. Restez ainsi 3 minutes puis fermez les yeux : vous voyez apparaître l'image rémanente de la flamme.
- Fixez à nouveau et observez le souffle dans la colonne vertébrale : HAM à l'expiration – SAH à l'inspiration, pendant encore 3 minutes puis fermez les yeux, et concentrez-vous sur l'image rémanente.
- Ouvrez les yeux et recherchez la stabilité du regard avec le souffle et observez la distance entre vous et la flamme : « moi qui observe la flamme », environ 3 minutes.

<u>Antar muna le silence intérieur ou, concentration en 5 étapes (antar = à l'intérieur)</u>

Le but est de trouver le silence intérieur c'est-à-dire cesser de penser…

- Pendant quelques minutes portez votre attention sur un son extérieur (le bruit de la rue, le tic-tac de l'horloge, le moteur du réfrigérateur…).
- Portez ensuite votre attention sur un son intérieur (le bruit du souffle que vous pouvez un peu faire frotter dans la gorge, le bruit de votre cœur si vous le percevez).
- Observez à présent la pensée qui vient spontanément, restez sur ce thème, approfondissez-le…
- Ensuite choisissez une pensée positive ou une image qui vous plaît et restez sur cette pensée exclusive.
- Enfin, arrêtez de penser, restez dans le silence et l'immobilité.

Paravasta

Ce dhāranā concerne précisément le centre subtil du front et celui au-dessus de la fontanelle.

En position assise confortable, vous allez vous concentrer sur les deux cakras Ajna dans le front et Sahasrara 10 cm au-dessus de votre tête.

À l'inspiration comme à l'expiration vous prononcez « OM » de façon très subtile jusqu'à obtenir un seul « OM » témoin de votre état méditatif.

Votre regard converge dans le front en **śāmbhavī-mudrā.**

Travail sur le son « om »

Assise dans une position confortable, vous allez vous concentrer sur le sommet du crâne le regard fixe (en **śāmbhavī-mudrā** yeux ouverts ou fermés) et prononcer le son « OM » en parcourant mentalement le trajet : sommet du crâne et base (ou périnée). Vous insistez sur le « ooo ».

Sur une deuxième expiration vous prononcez « OM » en parcourant mentalement le trajet : sommet du crâne, cœur. Le trajet est plus court, le son « ooo » et « mmm » sont équitables.

Sur une troisième expiration, vous parcourez seulement le trajet : sommet du crâne, front. Vous faites un petit « o » et ensuite vous prolongez le son « mmm ».

Vous reprenez du début et enchaînez pendant 25 minutes

« OM » chuchoté

Assise confortablement le regard fixe (en **śāmbhavī-mudrā** yeux fermés) sur une demie expiration vous prononcez audiblement le son « om » et ensuite sur le reste de l'expiration vous basculez dans une sorte de son intérieur, un chuchotement.

Les cakras

Mūlādhāra

Le cakra de la base **mūlādhāra** correspond au plexus sacro-coccygien au niveau du col de l'utérus, ou à l'anus selon les enseignements.

Ce centre de la racine est notre fondement, notre individualité, il est le lien avec notre instinct, et est associé à ce qui est matériel.

Sa signification est la suivante :

Mūla : racine, base, fondement, origine, cause

Adhāra : soutient, support, base, fondement, réceptacle.

Il est lié à la couleur jaune, au son « LAM », à l'élément terre. Il gère l'odorat, la reproduction, les sécrétions, le sommeil…

Les organes d'action sont les pieds, c'est pourquoi dans les postures la tenue des pieds ou des orteils est importante et met l'énergie sous tension.

En débloquant **Mūlādhāra** nous obtenons la confiance en nous-mêmes et l'enracinement.

Chez certaines femmes, le périnée est, dès les premières semaines de grossesse, un lieu de déperdition d'énergie avec des pesanteurs et des fuites d'urine. Sa contraction tout au long de la pratique puis au cours de la journée va permettre de « fermer » le bas du corps. La prise de conscience du périnée est nécessaire pour son bon relâchement lors de l'accouchement pour éviter les lésions (étirement, déchirure, épisiotomie). Elle permettra aussi de mieux se « refermer » après la naissance de l'enfant.

Dans les traités de Hatha Yoga, le périnée n'est pas laissé pour compte.

Faisant parti des vingt-cinq gestes ou mudrā, **mūlabandha** (mūla = racine, base, origine, fondement, rectum ; bandha = ligature, contraction) correspond à la contraction de la base, du périnée sans doute entendu dans sa globalité : elle est expliquée dans les textes écrits entre le XVe et le XVIe siècle et aurait pour effet d'arrêter le vieillissement et de stabiliser l'énergie du souffle.

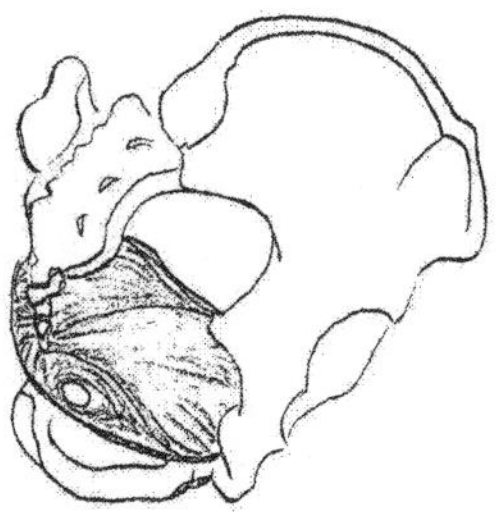

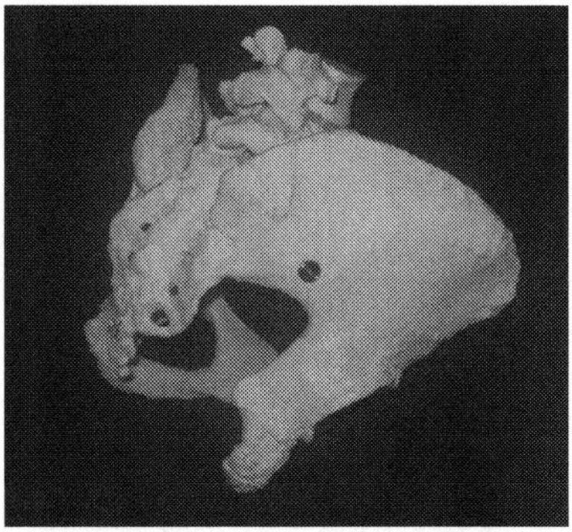

Aśvinimudrā (Aśvini = nom d'une constellation du cheval ; mudrā=geste, technique de concentration) c'est-à-dire le geste du cheval correspond plus précisément à la contraction du sphincter anal (il existe deux sphincters l'interne fait de muscles lisses à contraction réflexe ; l'autre externe fait de muscle striés à contraction volontaire) : le fait de contracter et de relâcher l'anus plusieurs fois de suite réveille l'énergie, Aśvinimudrā prévient des maladies du rectum, des hémorroïdes…

Ainsi physiquement, votre séance sur le centre de la base va faire travailler votre périnée et assouplir votre bassin.

Au niveau énergétique et spirituel, elle va vous apporter de l'assurance et de la confiance en vous.

Les postures :

Vrksāsana (vrksa = arbre ; āsana = posture) posture de l'arbre

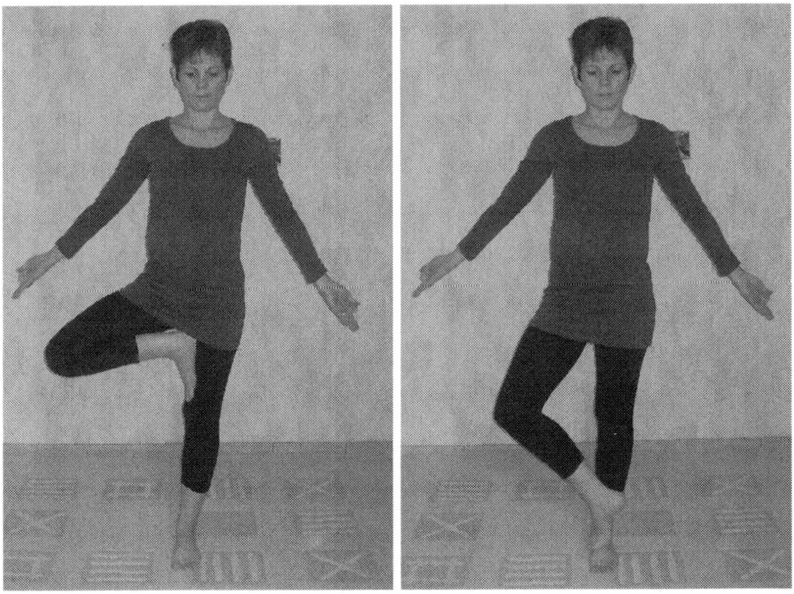

C'est une posture d'équilibre, de stabilité, de recentrage.

Trouvez la détente, le lâcher prise, la concentration dans cette position, cela vous donnera du recul, de la patience, vous calmera et vous apportera la paix.

Prise de la posture :

- Montez le pied au niveau du haut de la cuisse opposée et coincé le. En cas de difficulté vous pouvez le coincer seulement au-dessus du genou ou encore mettre simplement un pied sur l'autre, juste pour être en équilibre.
- La pratique doit durer 7 à 8 minutes de chaque côté.
- Placez une respiration **visamavritti** 1 4 2, un temps d'inspiration, quatre temps poumons pleins, deux temps d'expiration.
- Les yeux sont ouverts, vous regardez vers le bas.
- Les bras servent de balancier avec le geste des doigts **jňāna-mudrā** (geste de la sagesse ou de la connaissance = pouce et index joints).
  Lorsque vous perdez l'équilibre, expirez et avec patience, replacez-vous tranquillement dans l'arbre.

Cakrāsana, prononcé chacrasana (cakra = roue, centre d'énergie du corps subtil ; āsana = posture) la roue des énergies

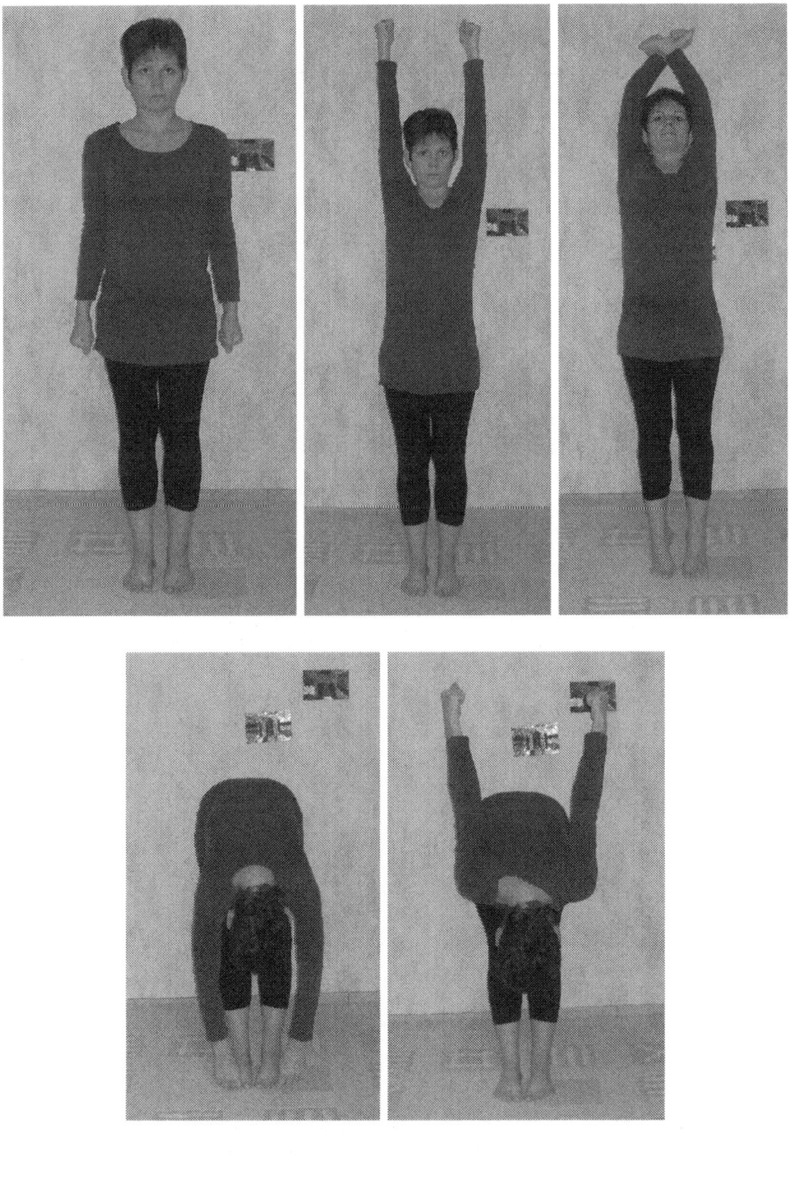

Elle fait circuler, libère, débloque, détend, régénère : tout un programme !

Prise de la posture :

- Debout poings fermés « comme pour casser des noix » avec **mūla-bandha**, votre regard est fixe et les yeux sont ouverts.
  Placez un souffle **visamavritti** 1-4-2, (un temps d'inspiration, quatre temps poumons pleins, deux temps d'expiration) 3 ou 5 fois.
- Inspirez et montez les bras, faites le souffle 1-4-2 3 ou 5 fois.
- Croisez les avant-bras et montez sur la pointe des pieds : étirez-vous au maximum et gardez les poumons pleins.
- Expirez descendez tête en bas, les mains aux pieds : en rétention vide relâchez un instant (le bassin est légèrement en nutation).
- Expirez et montez les bras par l'arrière en gardant la tête en bas, poings à nouveau fermés, respiration 1-4-2, 3 ou 5 fois.
- Expirez redescendez les bras et en inspirant redressez-vous doucement. Observez debout, les bras le long du corps, les épaules relâchées.

Padangusthāsana (angustha = pouce, gros orteil ; āsana = posture)

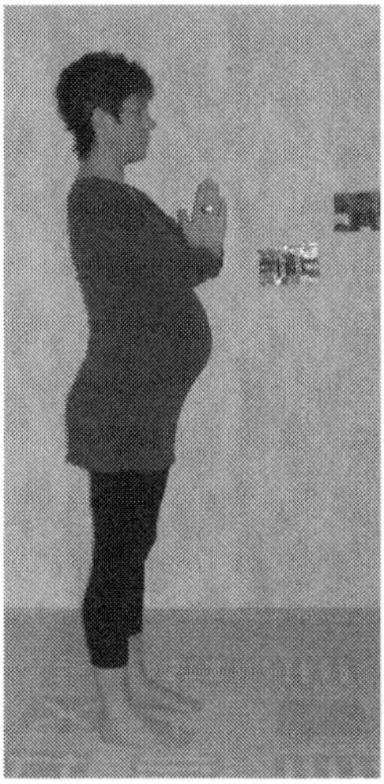

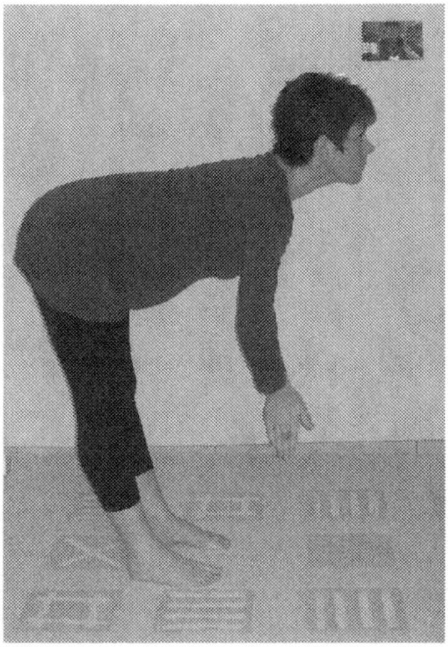

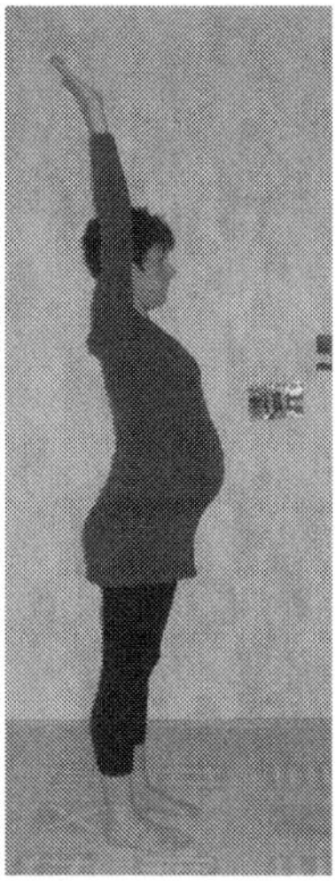

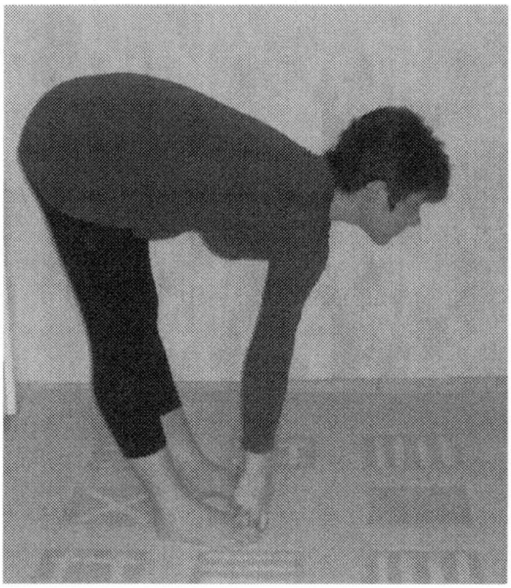

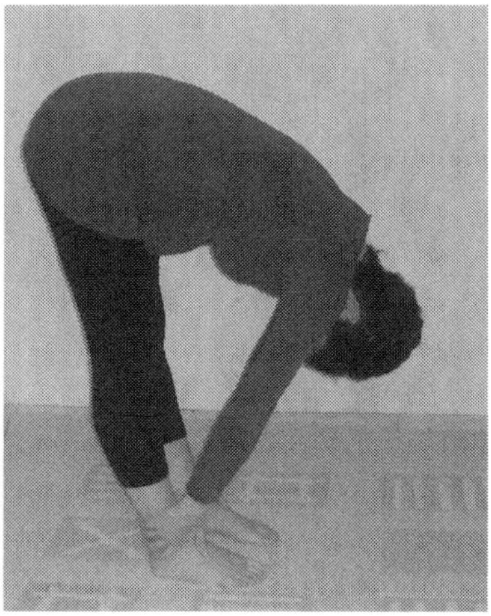

Cette posture allume le feu intérieur, donne de l'énergie, de la vitalité.

C'est un véritable nettoyage physiologique et mental, elle purifie. Elle est réalisable tant que la taille du ventre le permet, ensuite on peut utiliser une sangle sous les pieds.

Prise de la posture :

1er temps :

- Debout, pieds légèrement écartés (de la largeur des épaules), mains jointes en **Anjali mudrā.**
- Expirez descendez les doigts vers le sol, le regard fixe en face.
- Inspirez : remontez bras en haut (pause à plein).
- Expirez : attrapez les gros orteils avec l'index, le pouce sur ongle de l'orteil, et fixez un point devant à l'horizontale, c'est là qu'il faut faire attention aux cervicales !
- Les orteils tirent vers le bas et les bras tirent sur les orteils comme pour se redresser.
- Placez un souffle 1-4-2 qui privilégie « le plein » 3 ou 5 fois.

2e temps :

- Expirez : placez les coudes vers l'extérieur et la tête aux genoux, les yeux sont ouverts et fixent le bout du nez (**nāsāgra drsti)**. Si nécessaire écartez un peu les pieds pour laisser passer le ventre.
- Placez un souffle 1 2 4 ce qui privilégie « le vide » 3 ou 5 fois.

- Inspirez pour revenir dans la première position, prenez un souffle avant de vous relever.

Prasarita padottāsana
(prasara = extension, dilatation ; āsana = posture)

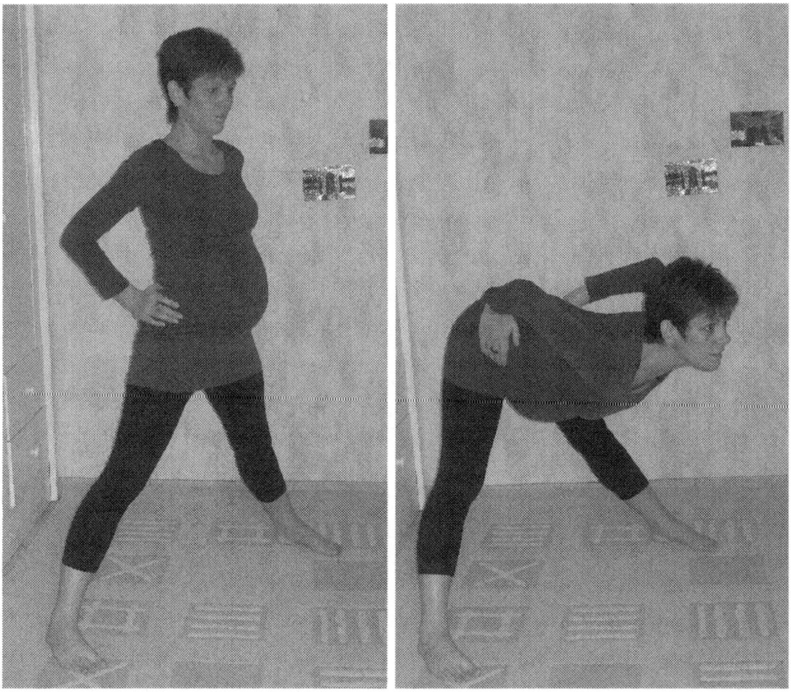

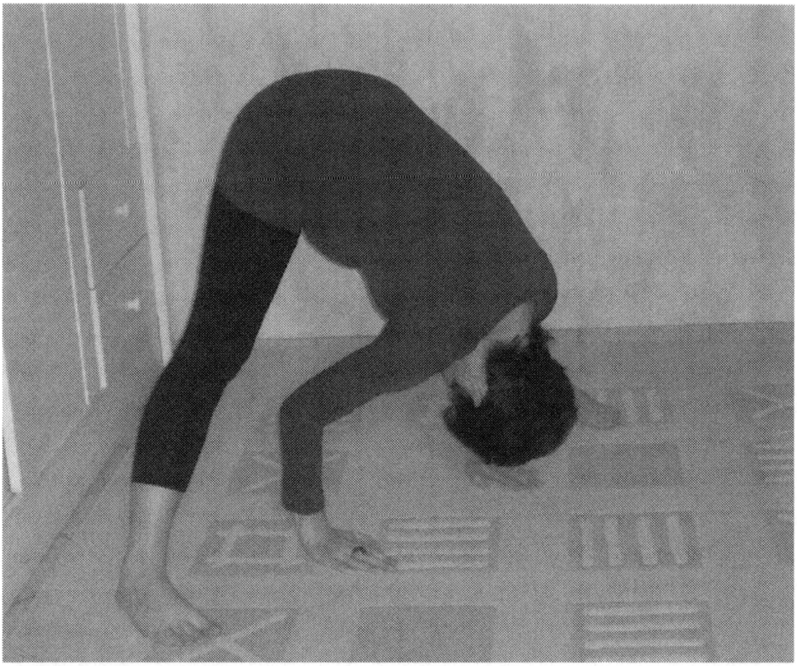

Cette posture permet le recentrage. La position des jambes comprime moins le ventre que **Padangusthāsana**, elle est donc plus adaptée au 3e trimestre de la grossesse.

Prise de la posture :

Avec les mains sur les hanches, les doigts vers l'avant, jambes très écartées, attention de ne pas glisser.

- Se pencher en avant, fixer le point en face, dos horizontal, environ 9 souffles 1 2 (un temps d'inspiration pour 2 temps d'expiration).
- Puis placez les mains entre les pieds : descendez la tête.
  Placez un souffle lent (9 à 18 souffles) avec un temps d'inspiration et deux temps d'expiration en faisant

frotter l'air dans la gorge (**ujjāyī**) le regard sur le bout du nez en (**nāsāgra drsti**), les yeux fermés.
Relevez-vous lentement sur une inspiration en vous aidant de vos bras et prenez une assise d'observation comme **vajrāsana** : la posture du diamant où les fesses sont sur les talons, les pieds serrés, le dos droit.

Kūrmāsana (kūrma = tortue ; āsana = posture) posture de la petite tortue

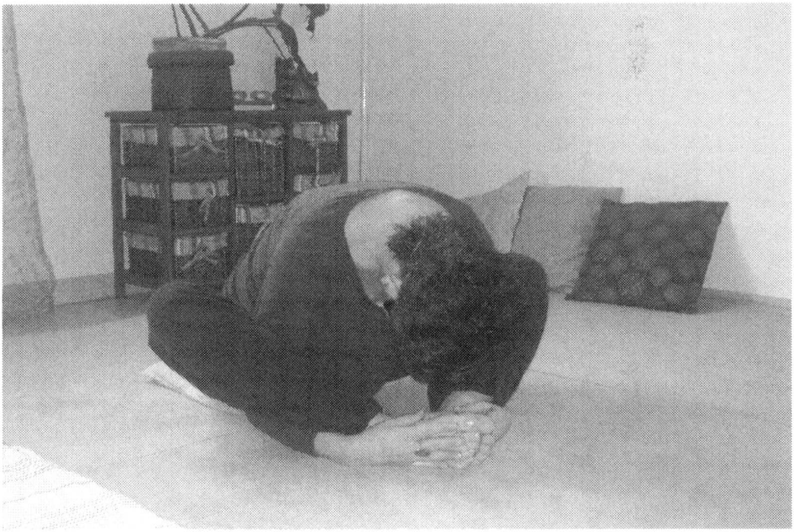

Elle symbolise la protection, c'est un animal qui est souvent représenté dans les gravures indiennes, supportant le monde.

Sa pratique amène au retrait des sens : on quitte le monde externe, l'agitation, pour entrer dans le monde interne, on va se reconnecter avec soi, c'est donc une grande pratique de recentrage.

Prise de la posture :

- Assise, les pieds joints, plante contre plante, (ce qui favorise la contre nutation du bassin) imaginez vous assise sur un carré jaune.
- Expirez et passez les mains sous les tibias, ramenez les mains sur les pieds, la flexion du dos doit se faire au niveau des lombaires et pas sur les cervicales, tirez avec les coudes, pour ramener au mieux le front sur les pieds (tout va dépendre du stade de la grossesse)...
- Placez un souffle carré **samavritti** (c'est-à-dire en égalisant les temps d'inspiration, de rétention plein, d'expiration et de rétention vide).
- Votre regard suit le souffle, les yeux fermés : convergeant dans le front lors de la rétention à plein, convergeant sur le bout du nez dans la pause à vide.
- Faites plusieurs fois **Aśvinimudrā** (la contraction de l'anus) lors des pauses à vide et à plein.
- Restez 5 minutes dans cette posture.
- Inspirez levez la tête, expirez défaites la posture et prenez une posture assise d'observation.

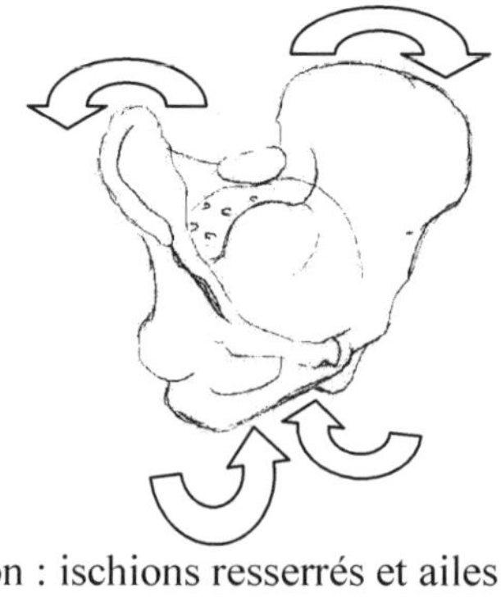

Contre nutation : ischions resserrés et ailes iliaques écartées.

Jānu śirsasana (Jānu = genou ; śirsa = tête ; āsana = posture) posture de la tête au genou

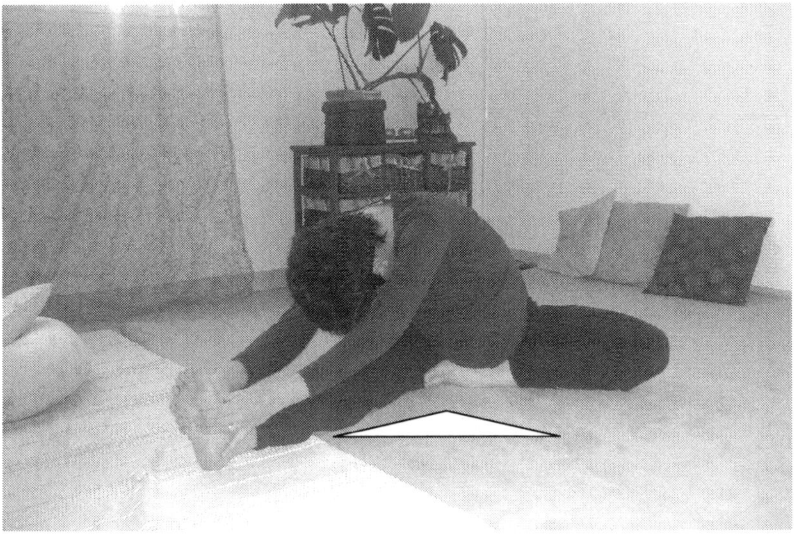

Cette posture permet de se recentrer. Elle ouvre le bassin et étire le bas du dos souvent douloureux et tassé pendant la grossesse.

Prise de la posture :

- Assise les jambes tendues devant vous, étirez la jambe droite et pliez la gauche, talon contre le périnée. L'ouverture au niveau des jambes est plus grande qu'un angle droit.
- Expirez et penchez-vous en avant puis à l'inspiration montez les bras.
- Expirez et prenez la posture en plaçant vos mains au pied, regard sur le bout du nez **(nāsāgra drsti)** yeux fermés ce qui donne plus de sensation

d'intériorisation. Contractez (avec **mūla-bandha**) le périnée, la langue en **khecarī mudrā.** L'intention est de toucher le genou avec la tête même si on en est très loin.
Placez un souffle au rythme : 1 4 2 c'est-à-dire un temps d'inspiration (par exemple 3 secondes) quatre temps de rétention à plein (par exemple 12 secondes) et deux temps d'expiration (par exemple 6 secondes). Il est important de garder cette proportion dans les temps et lorsque vous êtes à l'aise vous pouvez les allonger (4-16-8 secondes et ainsi de suite).
Restez 5 minutes de chaque côté.

Mahā mudrā (Mahā= grand ; mudrā= geste) le grand geste

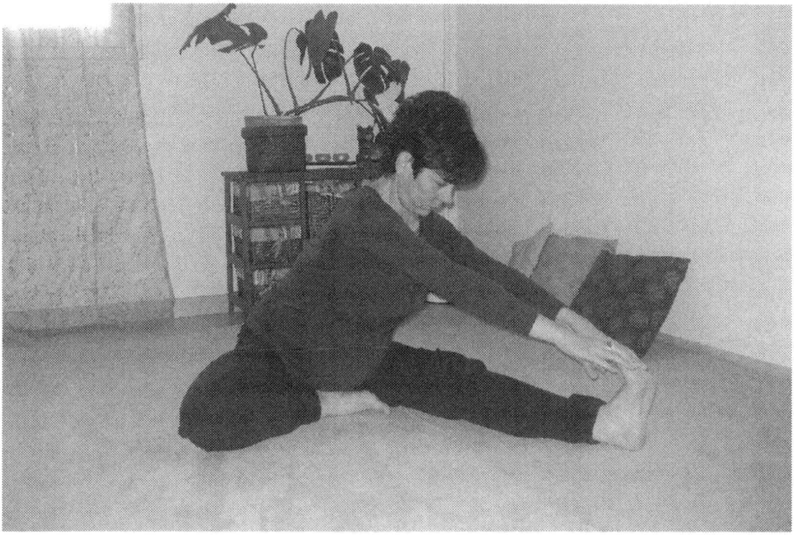

C'est un geste et ce n'est pas une posture, c'est-à-dire que ce mudrā est censé apporter des pouvoirs et surtout la perfection.

Dans cette attitude, vous allez travailler un souffle bien précis : le **bhastrikā** ce qui signifie soufflet. À l'instar du forgeron qui agite son soufflet, il faut expulser l'air et l'inspirer régulièrement, puissamment et rapidement en faisant participer le ventre 20 à 30 fois de suite. La base doit être tenue avec **mūla-bandha**. Mentalement vous pouvez prononcer le son « OM ».

Commencez à gauche c'est-à-dire assise au sol le talon droit au périnée, jambe gauche tendue, un peu ouvert sur le côté (comme dans Jānu śirsasana).

Les mains sont dans le dos, les yeux fermés en **śāmbhavī-mudrā** c'est-à-dire convergents dans le front ou en **nāsāgra drsti**, convergents vers le bout du nez.

- Expirez, penchez-vous en avant.
- Inspirez montez les bras, tournez vers la jambe tendue et descendez pour attraper le pied, lancez le **bhastrikā** puis faites une rétention à plein, étirez bien le dos.
- Expirez, relancez le **bhastrikā** puis faites une rétention à vide.
- Inspirez changez de jambe (pliez jambe gauche, tendre la droite…).
- Expirez, penchez-vous en avant.
- Inspirez montez les bras, tourner vers la jambe tendue et descendez pour attraper le pied, lancez le **bhastrikā** puis faites une rétention à plein.
- Expirez, relancez le **bhastrikā** puis faites une rétention à vide.

  Faites ainsi trois cycles.

Gokarnāsana (go = vache ; karna = oreille ; āsana = posture) posture de l'oreille de vache

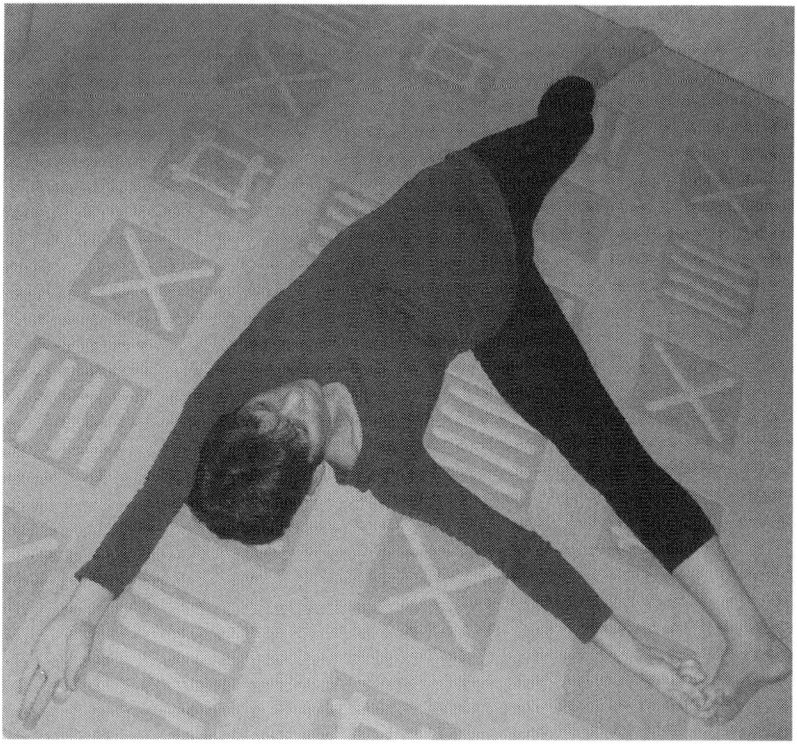

Cette posture équilibre les énergies et ouvre le bassin, elle défatigue, apaise les tensions nerveuses, calme les vents intérieurs (le stress, la déprime) et pacifie le mental.

Elle rééquilibre les dissymétries droite/gauche, remet en place et corrige la colonne vertébrale.

C'est une posture d'ouverture (vers les autres…).

- Prenez la posture allongée les bras le long du corps, les yeux fermés, le regard sur le bout du nez en **nāsāgra-drsti** (nāsāgra = pointe du nez ; drsti = vue).

Sur l'inspiration montez le bras droit, avec un geste des doigts **jñāna-mudrā** (pouce et index joints).

- Prenez fermement le gros orteil du pied gauche.
- Laissez descendre la jambe gauche tendue à gauche jusqu'au sol : mieux vaut plier un peu la jambe que de lâcher la prise.
- Placez un souffle au rythme : 1 4 2.
- Contractez le périnée avec **mūla-bandha.**
- Visualisez le souffle qui circule au niveau de la base et du pubis.
- Ramenez bien le menton au sternum, **jālandhara-bandha** le visage dans l'alignement.
- Durée : 5 souffles.
- Relâchez et restez un petit temps dans l'observation avant de faire l'autre côté.

Svadhisthāna

Le cakra du pubis se situe à quatre doigts au-dessous du nombril. **Svadhisthāna signifie source de l'individu, puissance créatrice.** Il est lié à l'élément eau ce qui en fait un symbole d'apaisement mais aussi de dynamisme. Il est en lien avec la couleur blanche couleur de Varuna, le dieu de l'eau. Tout ce qui circule dans l'organisme est lié à ce cakra et notamment le sang et tout ce qui concerne la distribution. Chez la femme enceinte cet élément est primordial puisque le liquide amniotique permet le développement de l'enfant. Le sens est celui du goût et l'organe de connaissance la bouche ou la langue mais l'organe d'action est la main (c'est pourquoi dans les postures les gestes des mains sont importants). Il est en lien avec la lune qui est son symbole. Le travail sur svadhisthāna élimine la fatigue et l'apathie car la fonction de ce cakra est la tonicité générale et la résistance à l'infection. Le centre du pubis est relié à l'inconscient, la créativité et la sexualité. Le son ou mantra est « VAM ».

Ainsi physiquement, votre séance sur le centre du pubis va assouplir votre bassin.

Au niveau énergétique et spirituel, elle va vous apporter de l'apaisement, mais aussi dynamisme, équilibre et courage.

Pratiquez à la pleine ou à la nouvelle lune pour décupler les effets des āsanas.

Les asanas sur le centre subtil du pubis :

<u>Ardha candrāsana (prononcé chandrasana) (candra = lune ; ardha = à demi ; āsana = posture) posture de la demi-lune.</u>

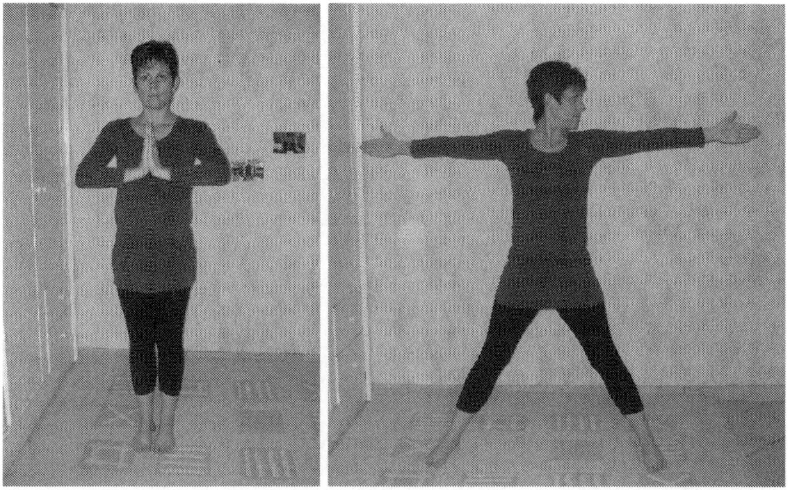

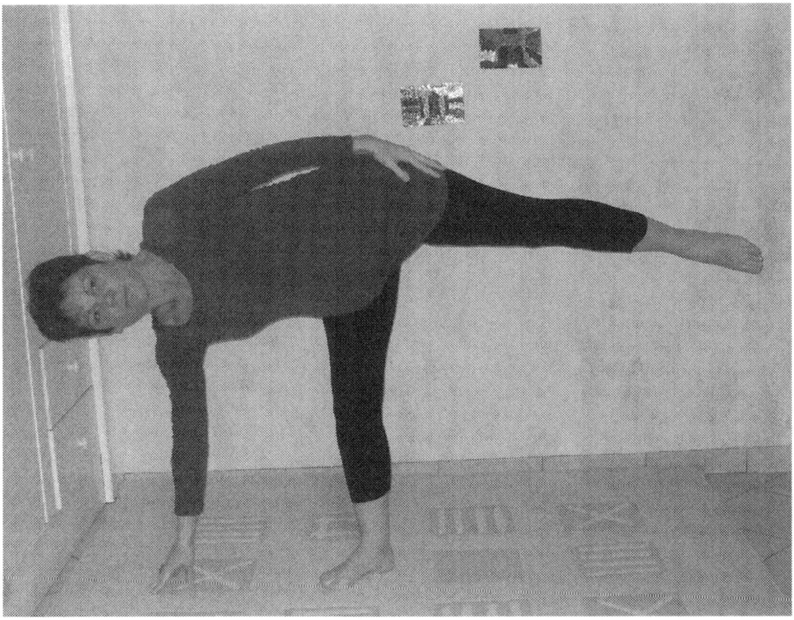

C'est une posture équilibrante, qui donne de la légèreté dans le corps et les pensées.

Ses effets sont accentués quand on la pratique à la pleine lune ou à la nouvelle lune.

Prise de la posture :

- Debout pieds joints, mains jointes à la poitrine (comme pour une prière) en **Anjali mudrā**, les yeux ouverts, expirez.
- En inspirant, faites un pas à droite et tournez la tête à gauche.
- Expirez, regard en face, pliez un peu la jambe droite pour poser la main droite devant le pied droit, montez

la jambe gauche à l'horizontale, main gauche sur cuisse gauche.
La base doit être tenue avec **mūla-bandha** et la langue retournée avec **khecarī mudrā**.
La respiration au choix est le **bhastrikā** (soufflet de forge) ou la respiration **visamavritti** 1-4-2 avec **ujjāyī** (frottement de l'air dans la gorge sur l'inspiration et l'expiration).

Variante : vous pouvez tendre le bras vers le haut et regarder vers le plafond

Idem de l'autre côté. Restez au moins 5 respirations 1 4 2 dans chaque position ou 30 ventilations de soufflet (**bhastrikā).**

Ardha paścimottānāsana « la demi-pince » (ardha = demi ; paścimotta = qui monte vers l'ouest ; āsana = posture)

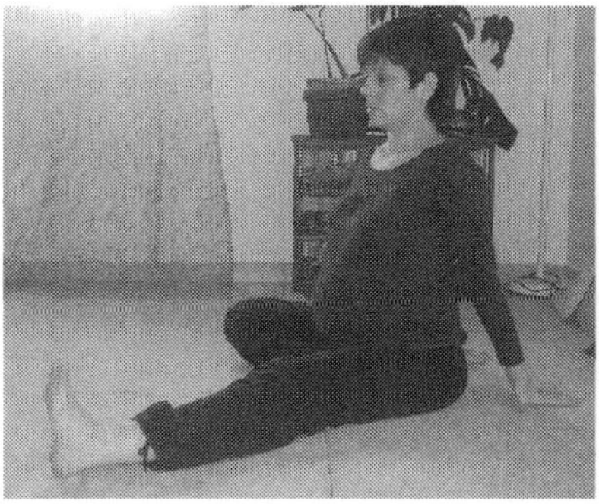
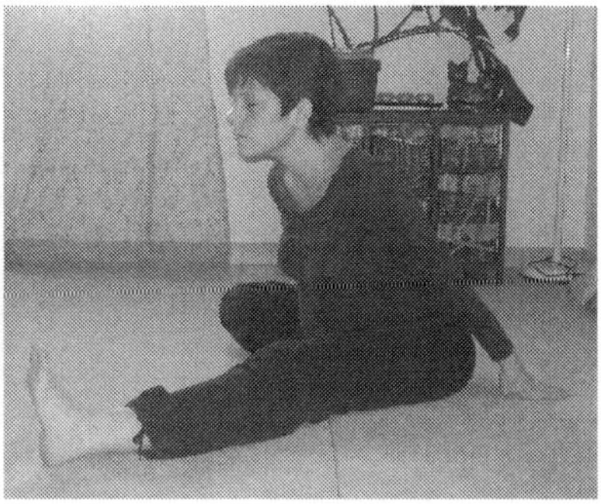

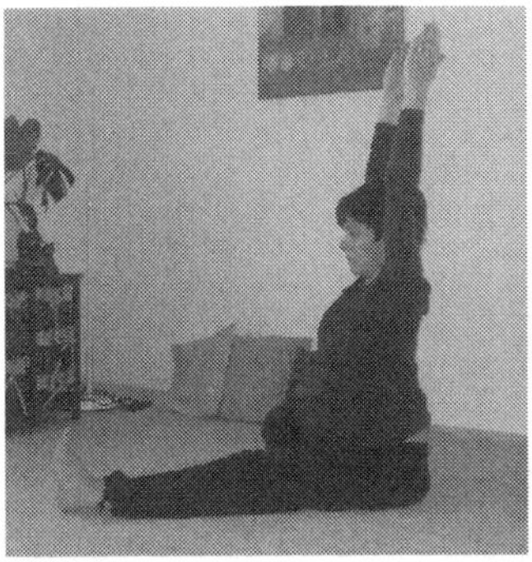

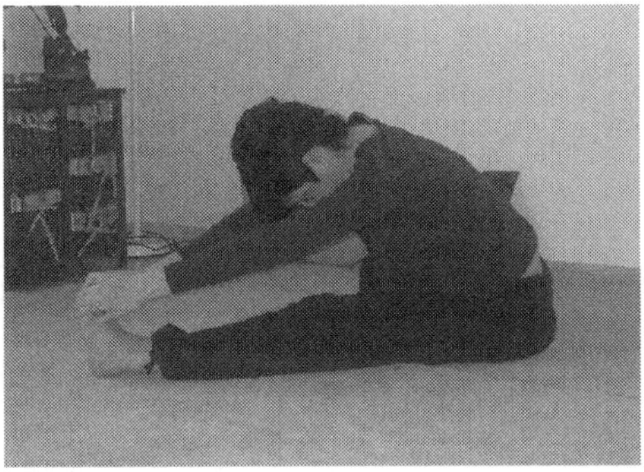

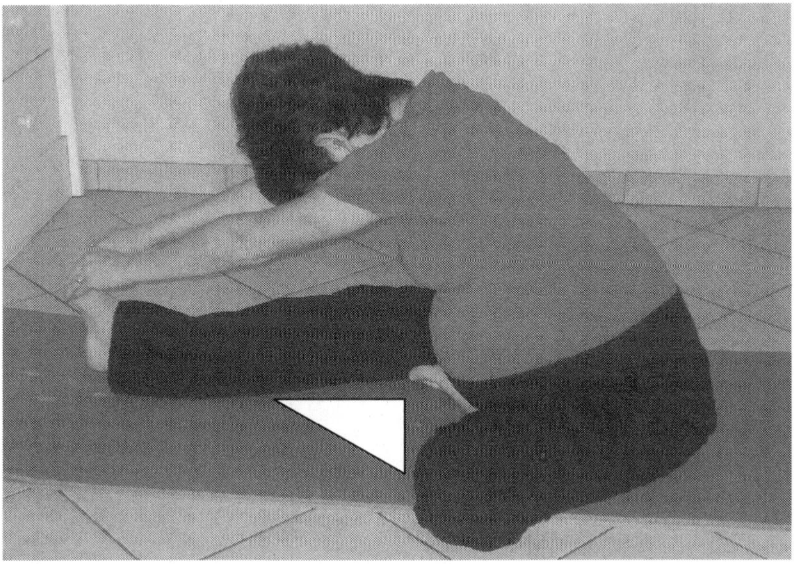

La pincc est une posture fondamentale dans la pratique du yoga, elle apporte beaucoup de recul. La demi-pince est mieux adaptée à la femme enceinte car elle ne comprime pas le ventre comme la pince.

Cet āsana permet le recentrage, il intériorise, recharge et équilibre les polarités droite/gauche.

1er temps en mouvement

- Prendre la posture en débutant assise au sol les deux jambes tendues puis pliez la jambe droite, jambe gauche tendue (mieux vaut ne pas attraper les orteils que de fléchir la jambe) talon au périnée, pour former un angle droit, les mains sont derrière dans le dos, posées au sol.
- Étirez-vous en avant sur l'expiration.
- Sur l'inspiration montez les bras, redressez-vous.
- expirez descendez avec le son « HA ».
  Le regard suit le mouvement et descend sur le bout du nez (en **nāsāgra drsti,** nāsāgra = pointe du nez ; drsti = vue, vision) les yeux ouverts ou fermés, le périnée contracté en **mūla-bandha** (mūla = base, racine, fondement, rectum ; bandha = lien, ligature, contraction). Restez ainsi en rétention vide un petit instant.
- Inspirez remontez les bras en haut le regard entre les sourcils.
  Renouvelez une dizaine de fois puis faites l'autre côté.

2e temps en statique

Prendre la posture en débutant assise au sol les deux jambes tendues puis pliez la jambe droite, talon au périnée, pour former un angle droit, les mains sont derrière dans le dos, posées au sol,

- Étirez-vous en avant sur l'expiration.
- Sur l'inspiration montez les bras.
- Expirez, prenez la posture et lancez un **bhastrikā** (mentalement répétez : « OM » à l'inspiration,

« VAM » à l'expiration) suivi d'une rétention vide avec « VAM » puis d'une rétention plein avec « OM » puis remontez doucement et faites l'autre côté. Le regard sera sur le bout du nez dans la rétention à vide (**nāsāgra drsti)** et dans le front dans la rétention à plein (**śambavi mudrā**).

Mahā konāsana (Mahā =grand ; kona = angle ; āsana = posture) posture du grand-angle

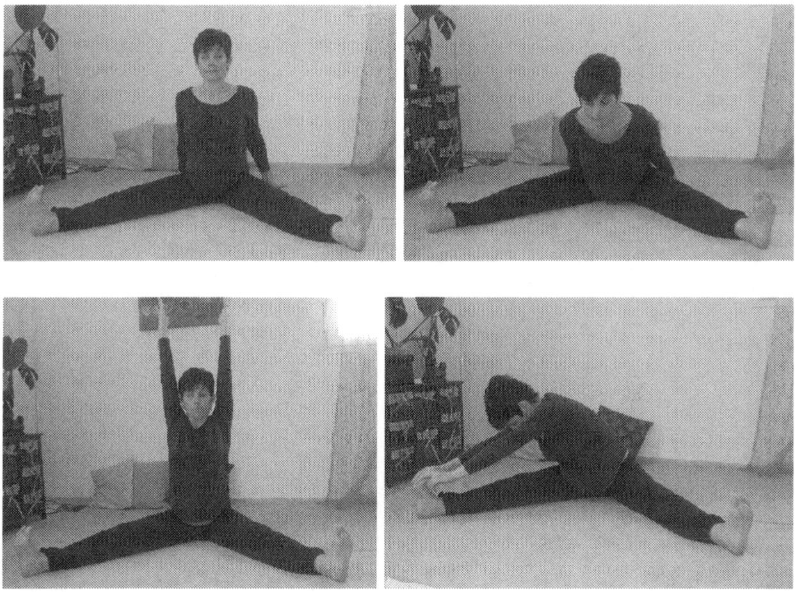

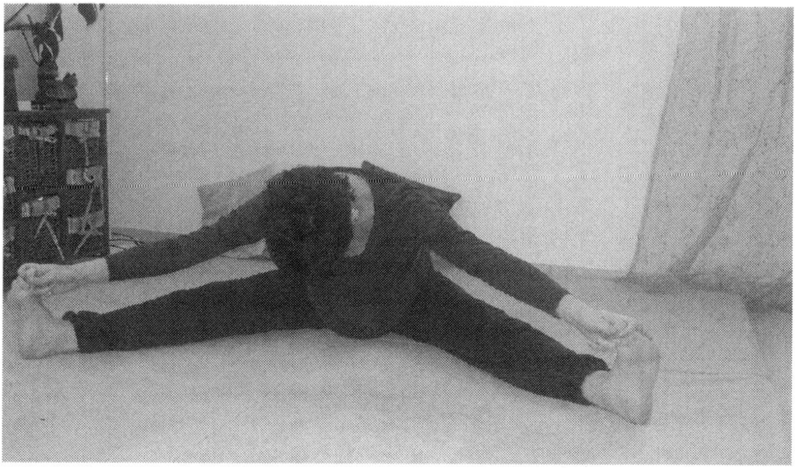

Cette posture symbolise l'énergie. Elle régénère, donne de la fraîcheur dans tout le corps. Ce grand étirement fait circuler l'énergie et stimule la base et le pubis (mais aussi ouvre le centre du cœur).

L'ouverture des hanches est très favorable pendant la grossesse.

L'étirement assoupli et redresse la colonne vertébrale.

C'est une posture qui régule le transit.

Prise de la posture :

Chaque position dure environ 1 à 3 minutes

- Assise au sol, jambes tendues et ouvertes, poussez un peu le bassin en avant, cambrez avec un petit coussin sous le coccyx.

  Les mains sont derrière, les yeux fermés avec le regard entre les sourcils (**brhumodiya**).

  Expirez et penchez-vous en avant, puis inspirez bras en haut, les mains se font face. Expirez et descendez à droite, coudes au sol, front sur le genou, mains aux orteils (si possible, sinon, de chaque côté du mollet).

Allongez le souffle au rythme 1 4 2 ou 1 2 4 ou encore **bhastrikā** avec rétention vide puis rétention plein. Remontez en inspirant.

- Idem de l'autre côté.
- Attrapez les orteils (main droite/pied droit, main gauche/pied gauche) descendez front vers le sol, et gardez la posture avec une respiration carrée (**samavritti)**.

<u>Bhadrāsana (badhra = beau, bon, prospère, bénéfique ; āsana = posture) la posture bénéfique</u>

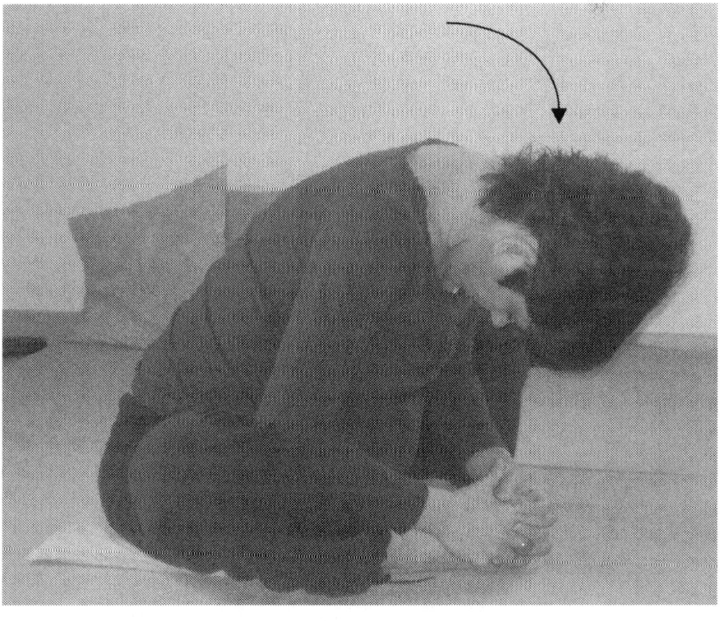

Il y a plusieurs versions pour cet āsana. En voici une en mouvement. C'est une posture dite « porte-bonheur » par dérivation. En fait elle permet de contrôler l'énergie sexuelle (qui est la moins stable), et de prendre son destin en main. Du coup l'énergie associée à la pensée permet de réaliser les souhaits matériels : imaginez donc les travaux de la chambre de votre bébé finis, la maison aménagée et rangée, la nouvelle voiture où la poussette entre dans le coffre…

Prise de la posture :

Assise, jambes pliées, pieds devant, talons vers le périnée.

Attrapez les pieds (plante contre plante) avec les mains en entrecroisant les doigts, votre bassin est basculé vers l'avant, vos épaules tirées en arrière pour un parfait redressement. Le bassin est en contre nutation, les ischions resserrés, le haut du bassin grand ouvert.

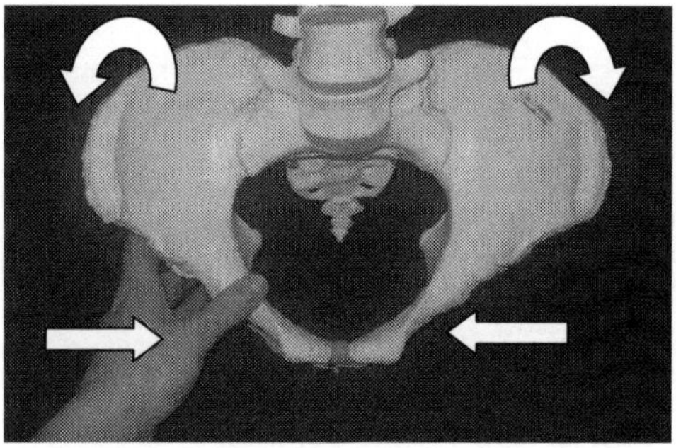

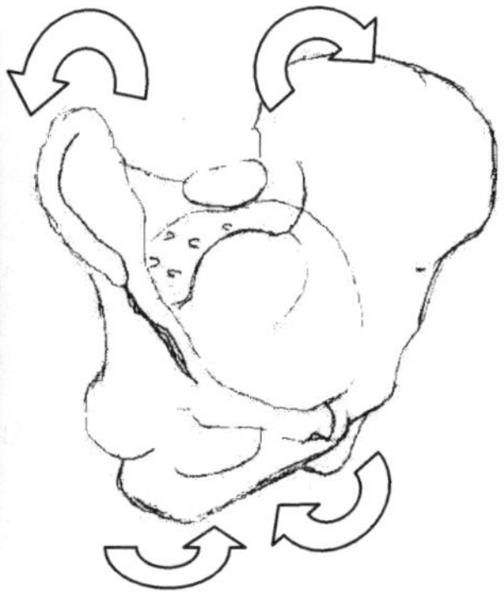

Les yeux sont fermés.

Concentrez-vous sur le pubis.

Avec une respiration « carrée » dite **samavritti** (sama = égal ; c'est-à-dire en égalisant les temps d'inspiration, de rétention plein, d'expiration et de rétention vide) vous allez descendre le buste en expirant et en pressant les coudes sur les cuisses.

Remontez le buste en inspirant.

Le regard converge sur le bout du nez **(nāsāgra-drsti)** lorsque la tête est en bas et que vous restez à vide d'air.

Le regard monte avec le buste pour s'immobiliser dans le point inter-sourcilier **(brhumodiya**) lorsque vous êtes à plein, en apnée.

À plein comme à vide, faites quelques contractions de l'anus ou **Aśvinimudrā**.

À plein concentrez-vous sur votre souhait, en expirant et à vide imaginez-le en train de se réaliser.

Si cela vous paraît trop difficile dans un premier temps, concentrez-vous seulement sur le pubis en y visualisant un croissant de lune.

Pratiquez Bhadrāsana environ 5 minutes.

Manipura

Le cakra du ventre correspond au plexus épigastrique à la hauteur du nombril. Il est lié à la couleur rouge, au son « RAM » et à l'élément feu (c'est pourquoi vous pouvez pratiquer avec une bougie à côté de vous). Il gère les émotions comme la colère, la violence et la peur mais aussi la digestion, le sens de la vue. En le stimulant on stimule le feu intérieur, l'énergie. Nombreuses sont les femmes enceintes qui se plaignent de troubles digestifs améliorés par les postures qui suivent.

D'une manière générale les postures qui stimulent le centre du ventre réchauffent, renforcent la volonté, la force de caractère, la stabilité, la puissance. Une séance sur le cakra du ventre vous donne énergie, force vitale, évacue le stress, défatigue et donne la stabilité mentale.

À cause du poids de l'utérus gravide, la cambrure ou lordose s'accentue, le ventre part complètement vers l'avant et les lombaires se pincent. Cela peut entraîner des douleurs non seulement dans le dos, dans les fesses, ou irradiant dans l'arrière des cuisses, mais aussi au niveau du pubis et de part et d'autre de la symphyse. Ces désagréments sont souvent améliorés par l'enchainement des chats.

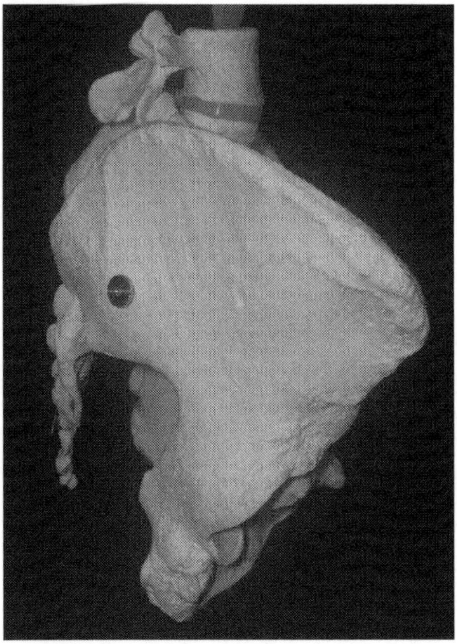

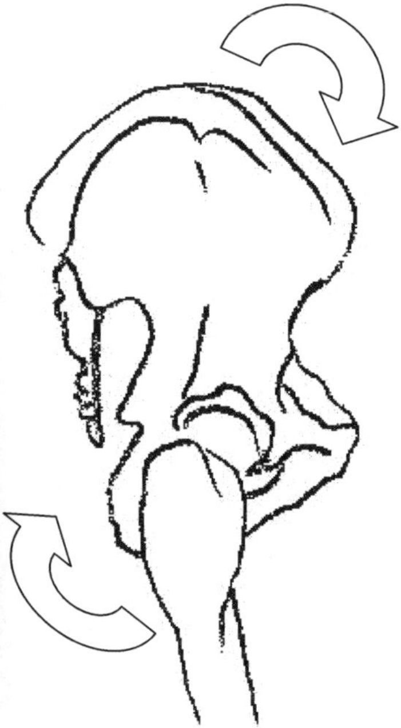

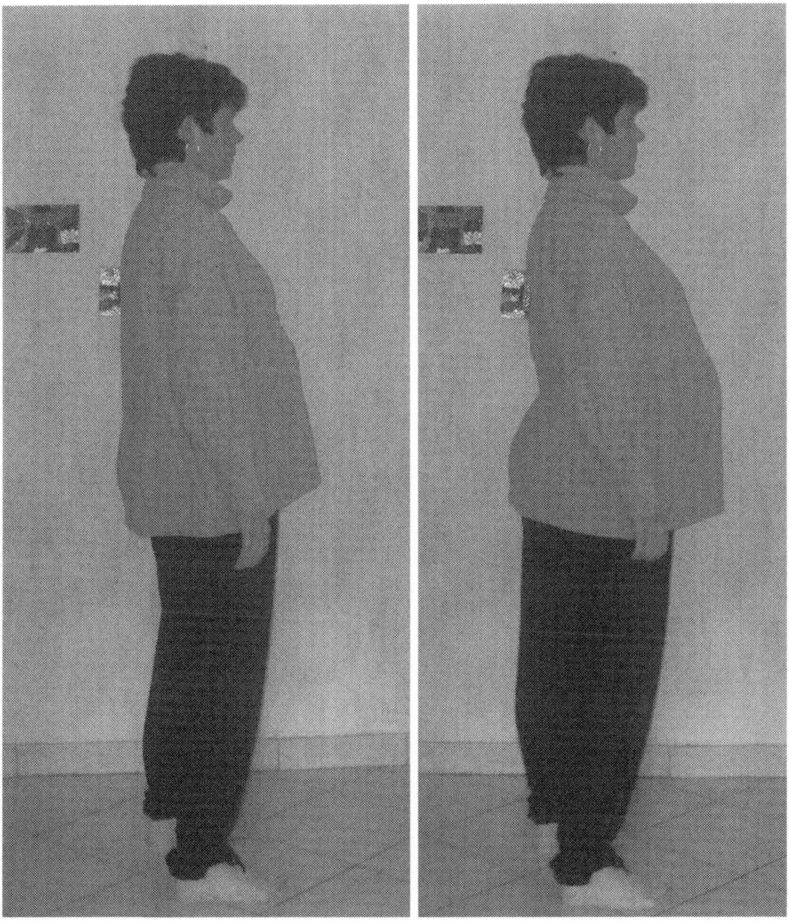

Cambrure

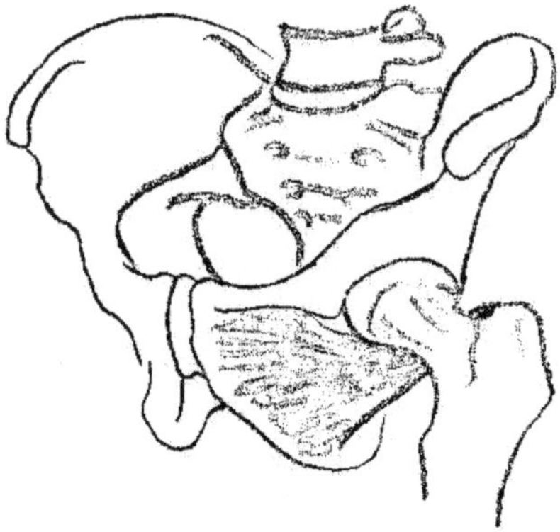

Muscle obturateur externe

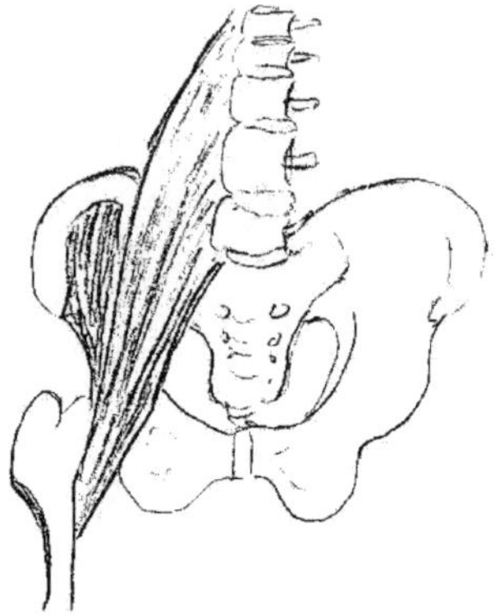

Muscles psoas et iliaque

Les muscles obturateur, psoas et iliaque sont sollicités lors de la cambrure, ils sont alors douloureux.

Les postures :

Trikonāsana (trikona = triangulaire ; āsana = posture) les triangles

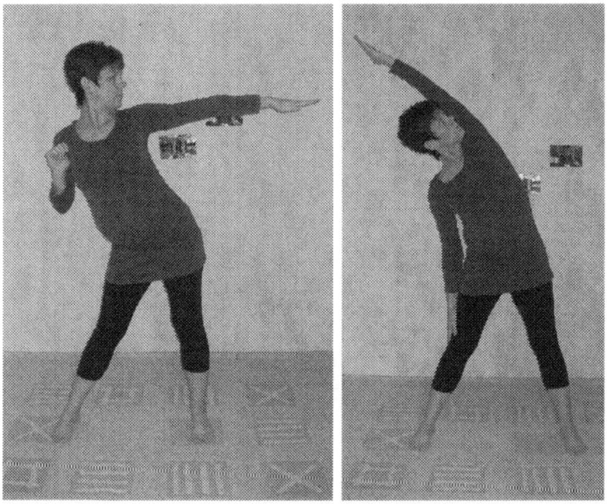

Cet ensemble de postures se présente en beaucoup de déclinaisons.

Les triangles apportent santé, énergie et force. Ils débloquent les énergies et donnent une sensation de bien-être immédiate ; ils agissent sur les tensions émotionnelles.

Les triangles étirés sont plus difficiles surtout pour les cervicales.

L'ancrage dans le sol par les pieds, l'ouverture du cœur par la position des bras et la fixation du regard fait dire qu'on a « les pieds sur terre, le cœur ouvert, et la tête dans les étoiles ». Choisissez « le » triangle qui vous convient en fonction du stade de votre grossesse.

Triangles simples

- Debout, les pieds écartés un peu plus que la largeur des épaules, fixez un point devant, et placez le pouce droit sous l'aisselle droite.
  Inspirez, levez le bras gauche à l'horizontale, fixez l'ongle du majeur, puis sur l'expiration étirez-vous légèrement à droite. Travaillez le souffle dans le ventre au rythme 1 2 ou 1 4 2.
  La langue est retournée en **khecarī mudrā** et la base contractée avec **mūla-bandha.**
  Inspirez et remontez, expirez et ramenez le bras.
  Faites de même de l'autre côté.

- Debout, les pieds écartés un peu plus que la largeur des épaules, expirez.
  Inspirez montez le bras gauche jusque contre l'oreille gauche.
  Expirez descendez à droite le regard à l'aplomb, la langue en **khecarī mudrā,** le bras droit glisse sur la jambe droite. Travaillez le souffle dans le ventre au rythme 1 2 ou 1 4 2.
  Sur une inspiration remontez, ramenez le bras le long du corps.
  Faites de même de l'autre côté.

Utthita-trikonāsana (utthita = levé, haut ; trikoṇa = triangulaire ; āsana = posture)

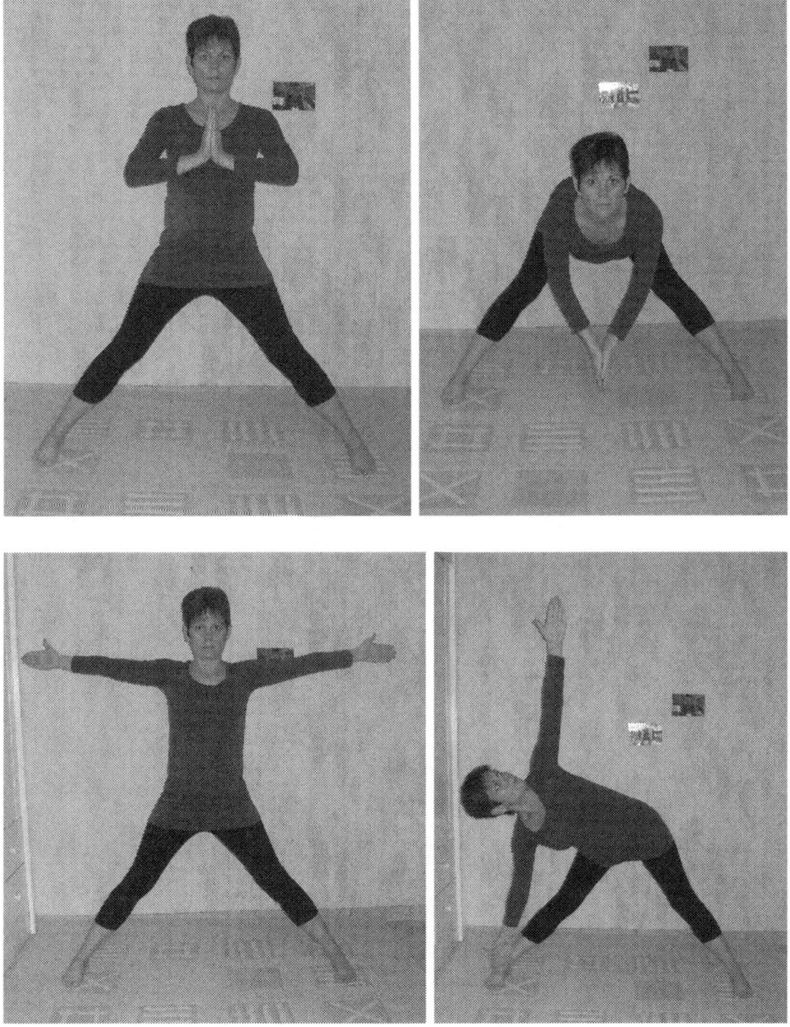

Cette posture est plus étirée. Elle ouvre le bassin et les hanches.

Prise de la posture :

- Debout, les pieds écartés, les mains jointes à la poitrine en **Anjali mudrā**, la langue en **khecarī mudrā** , la base tenue avec **mūla-bandha**, expirez et penchez-vous en avant en fixant un point devant les mains vers le sol, puis inspirez et remontez en ouvrant les bras en croix.
- Descendez la main droite au pied droit sur l'expiration, le visage vers le haut, fixez le pouce.
- Placez une respiration 1 2 ou 1 4 2 dans le ventre 5 souffles.
- Inspirez, remontez puis expirez et replacez les mains en **Anjali mudrā**.
- Recommencez en descendant la main gauche au pied gauche.

Utthita-pārśva – trikonāsana (utthita = levé, haut ; pārśva = côté, flanc ; trikona = triangulaire ; āsana = posture) triangle étiré et fléchi

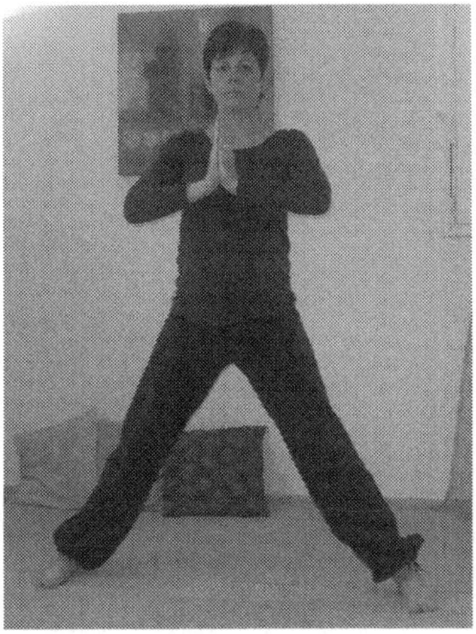
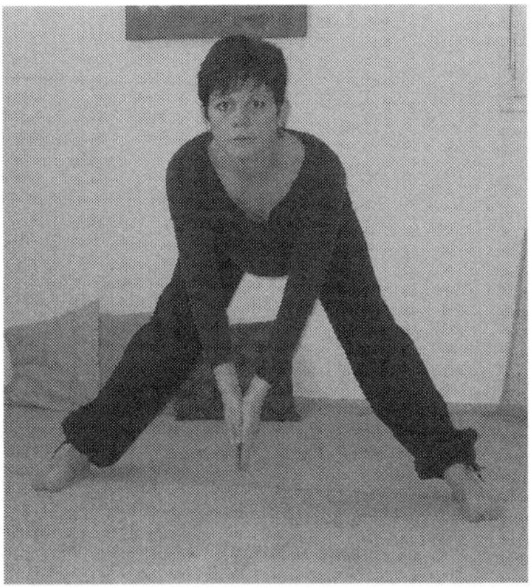
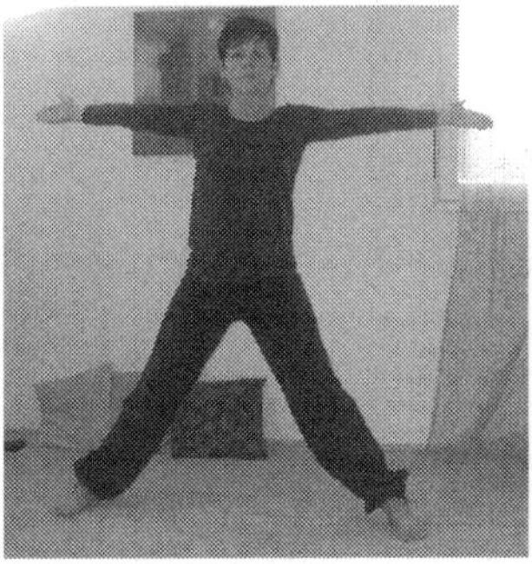
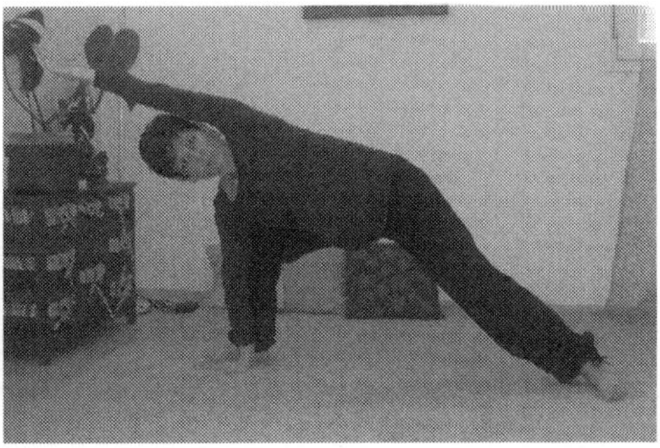

Cette posture remonte les énergies. Elle ouvre le bassin et les hanches.

Prise de la posture :

- Debout, les jambes bien écartées, les mains devant la poitrine en **Anjali mudrā**, expirez penchez-vous en avant les mains vers le sol, le regard devant vous, puis inspirez, remontez et fléchissez la jambe à droite, posez votre main droite devant le pied droit sur l'expiration, l'autre bras contre l'oreille.

- Travaillez un souffle 1-4-2 ou 3 séries de **bhastrikā** (soufflet de forge : une série correspond à 30 respirations rapides dans le ventre suiview d'une pause à plein).
- Remontez en tenant très fermement la base.
- Expirez, ramenez les mains en **Anjali mudrā**.

Après quelques respirations faites de même en fléchissant la jambe à gauche.

Sūrya namaskara (Sūrya = soleil ; namaskara = salutation)

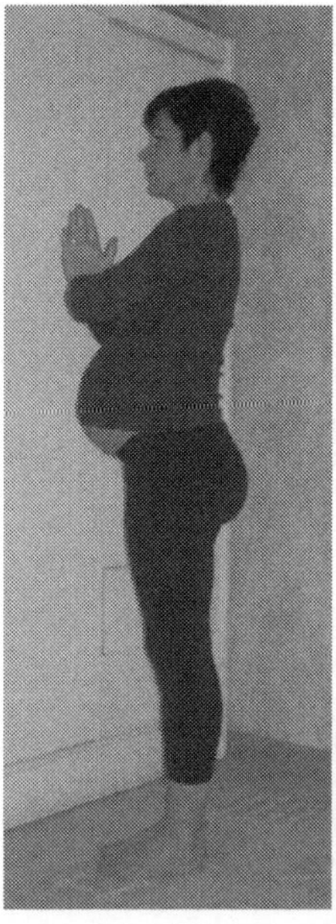

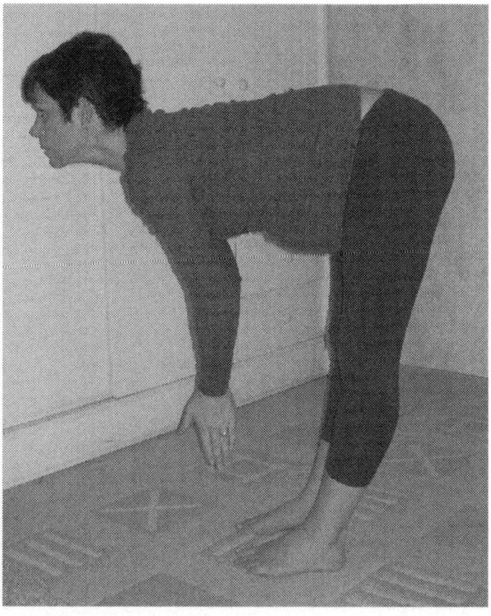

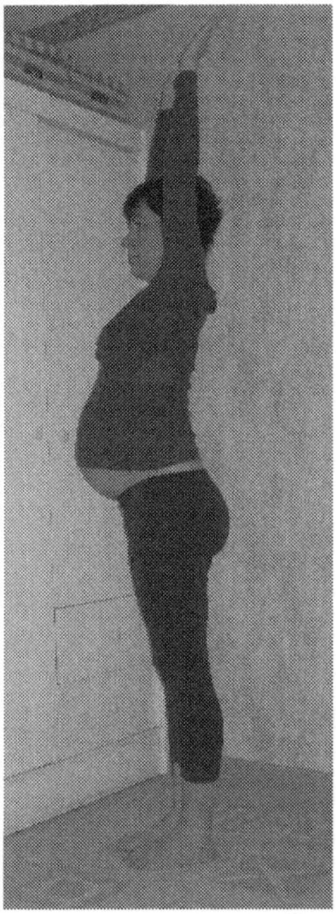
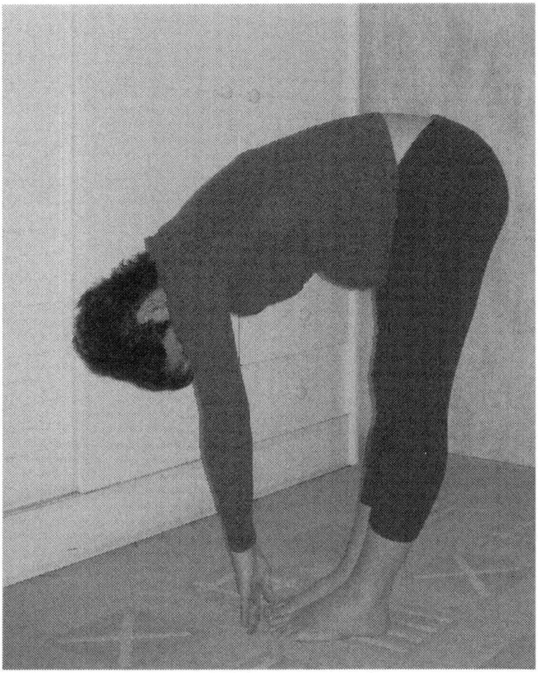
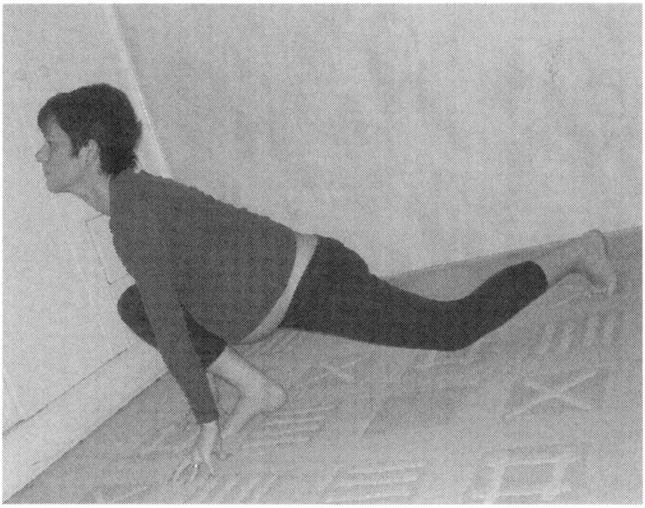

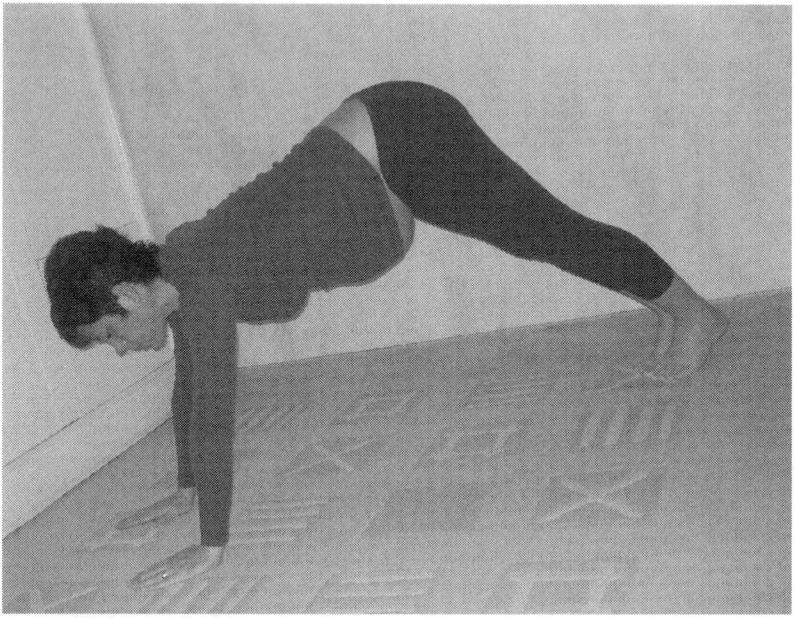

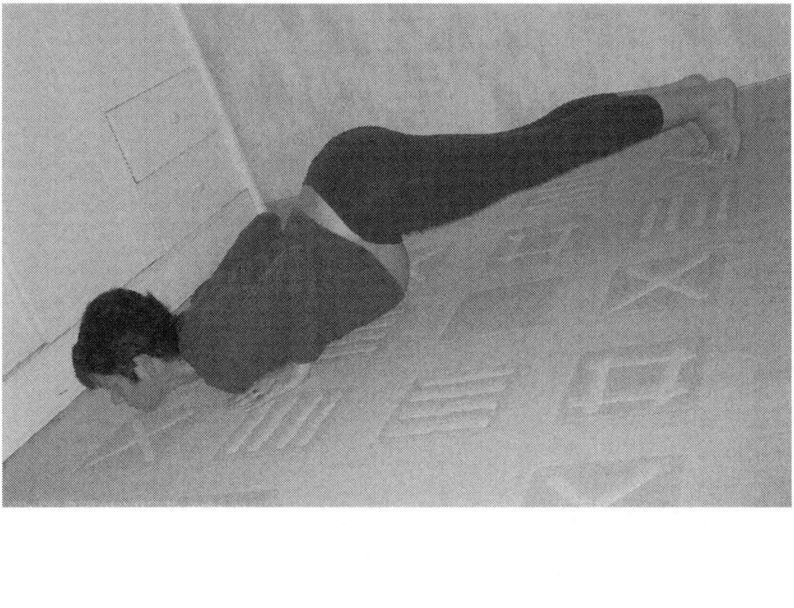

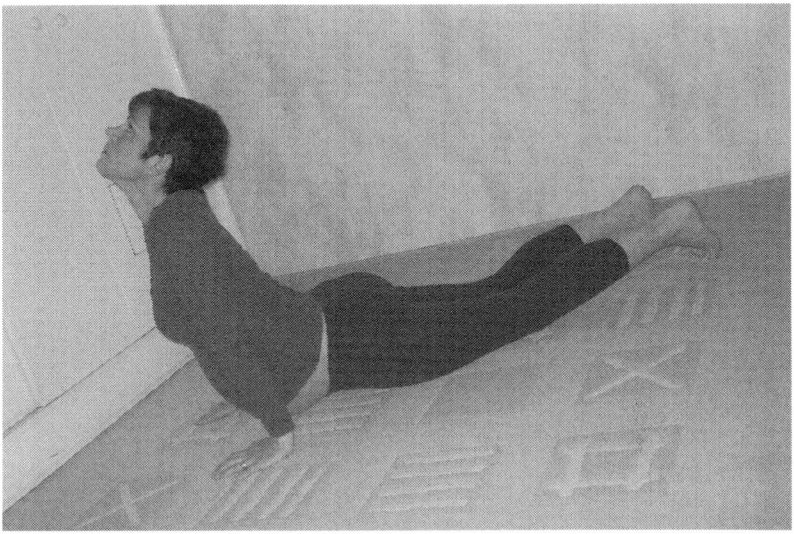

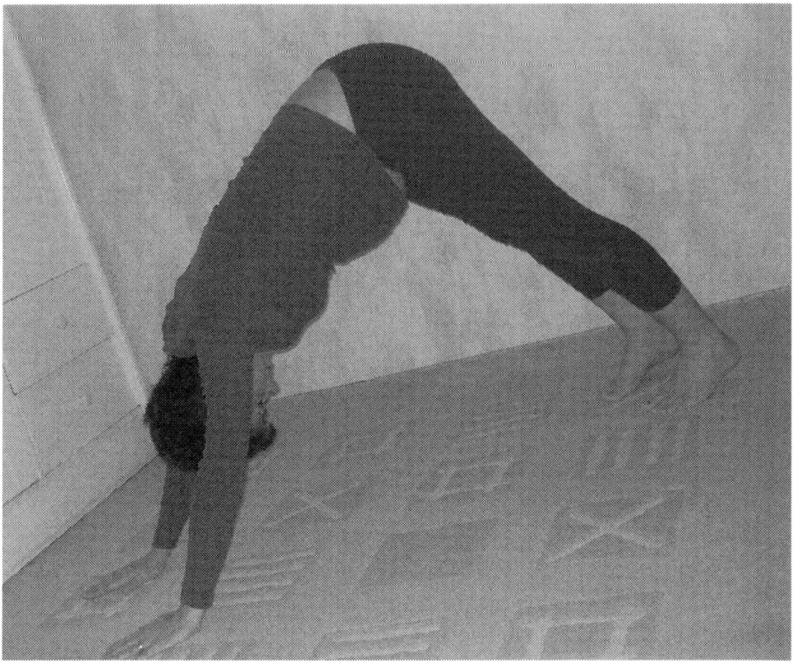

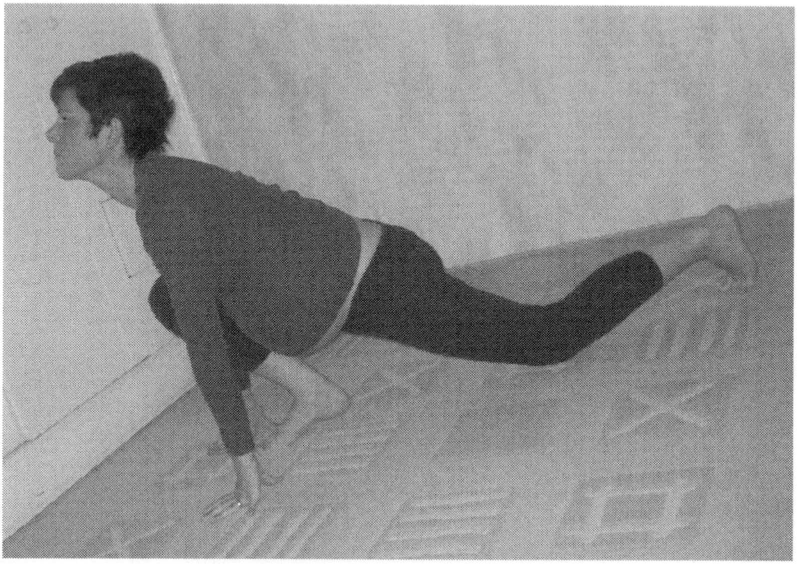

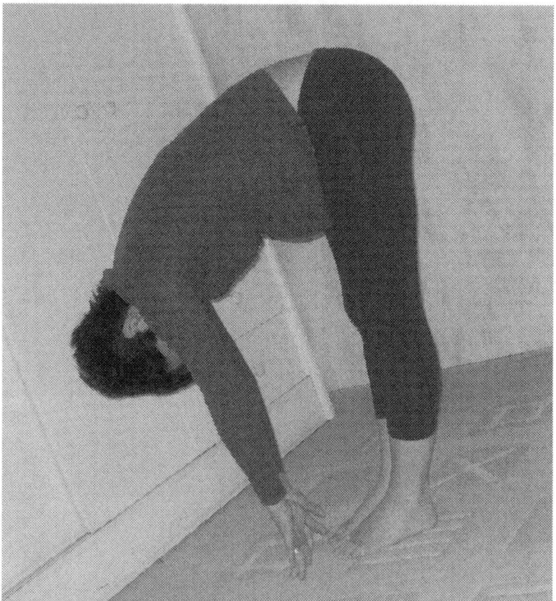

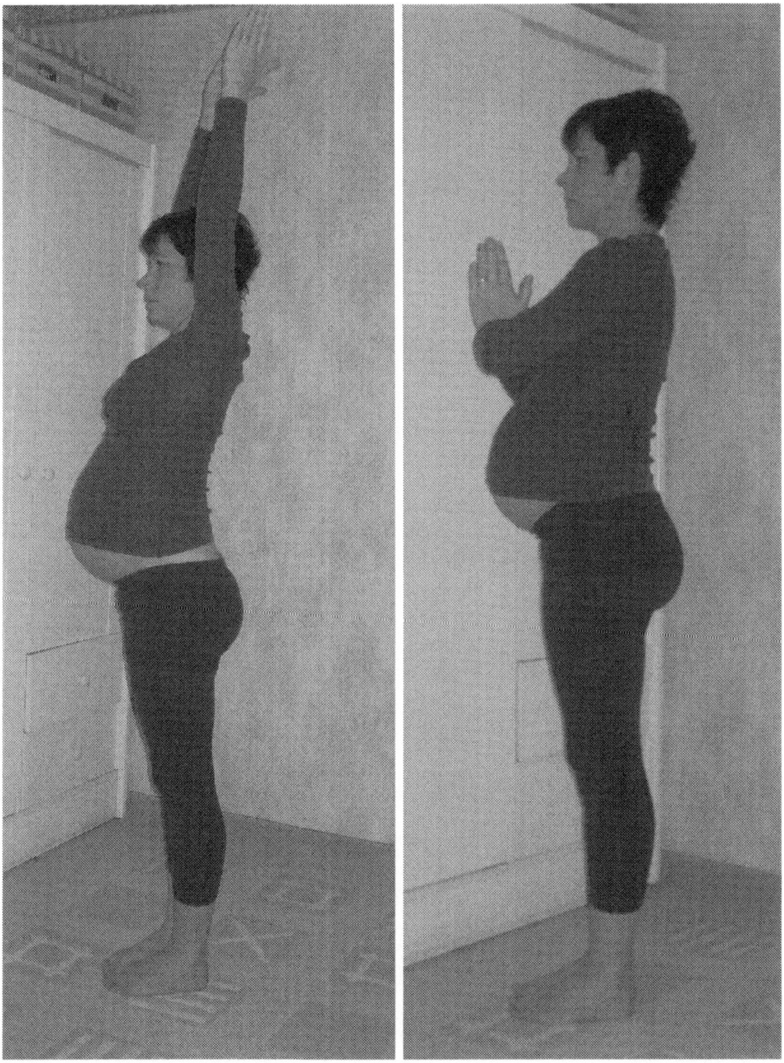

La salutation au soleil est à faire de préférence au lever du soleil.

Cette pratique tonifie, oxygène, développe l'enthousiasme, et vous charge d'énergie positive.

La grossesse va ralentir l'enchainement des postures mais le principe reste le même en adaptant simplement les respirations. Si le ventre gène trop, évitez de pratiquer.

- Debout, les pieds joints, les mains jointes en **Anjali mudrā** les yeux fixent un point devant, ou mieux : le soleil levant.
- Expirez, penchez-vous en avant.
- Inspirez, redressez-vous et tendez les bras vers le ciel, les mains se séparent.
- Expirez, placez les mains au sol de chaque côté des pieds.
- Inspirez, portez le <u>pied gauche en arrière</u>, regard devant.
- Expirez, portez le pied droit en arrière descendez vers le sol (c'est là que la taille du ventre peu devenir gênante).
- Inspirez, tendez les bras, fixez maintenant un point en haut, cambrez le dos.
- Expirez, montez les fesses vers le haut.
- Inspirez, <u>ramenez le pied droit</u> entre les mains.
- Expirez, ramenez le pied gauche et le front vers les genoux.
- Inspirez, remontez les bras.
- Expirez, ramenez les mains en **Anjali mudrā**.

Idem avec le pied droit derrière.

L'idéal est d'arriver à faire l'enchainement complet 5 fois. Vous pouvez aménager une expiration et une inspiration dans une posture si le souffle vous manque et prenez un temps de récupération entre deux enchaînements.

<u>Marjariāsana : les chats</u>

1. 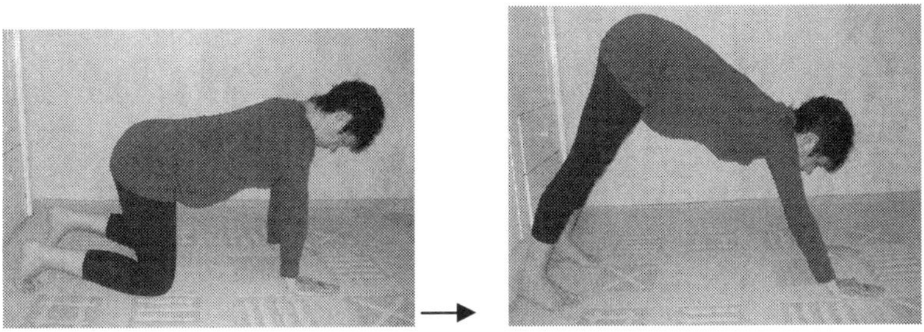

2. 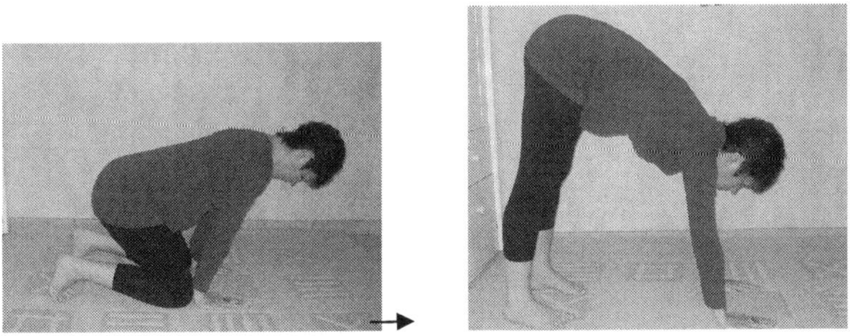

3. 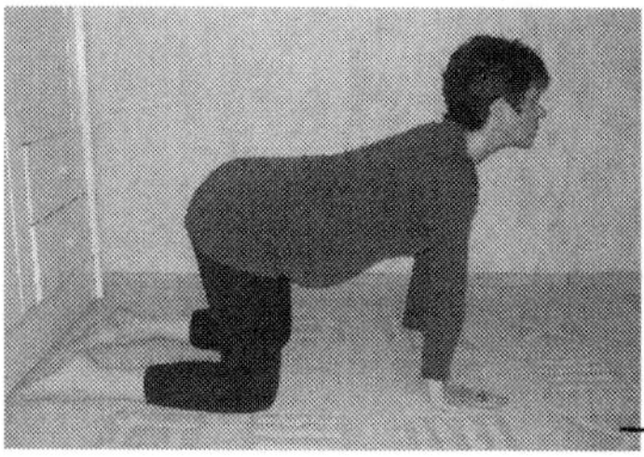

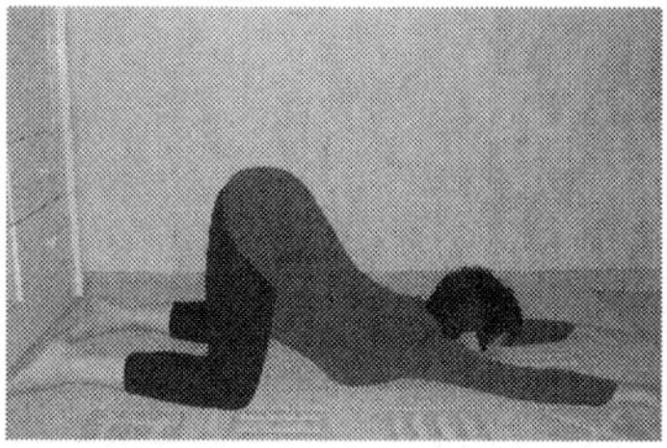

Appui du menton

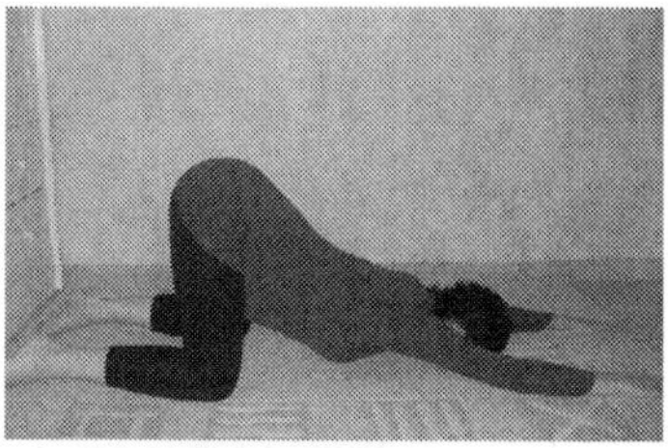

Appui du front

Observation

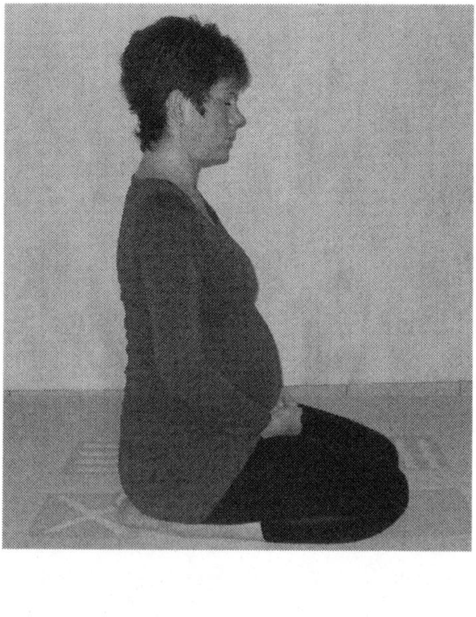

4. 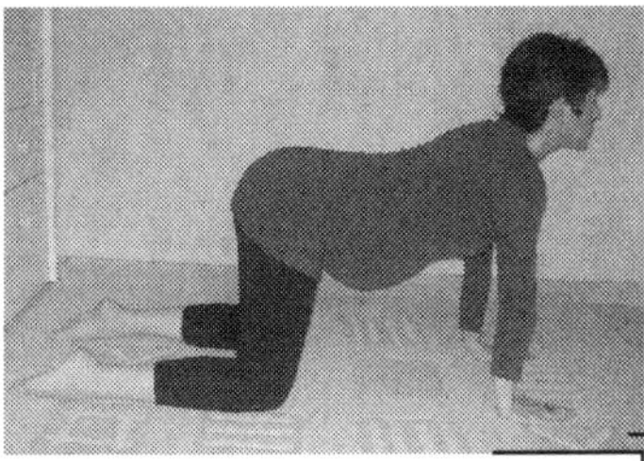

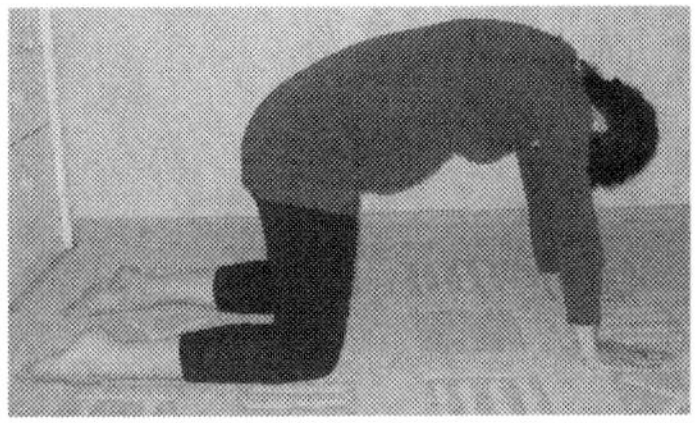

Sur les mains

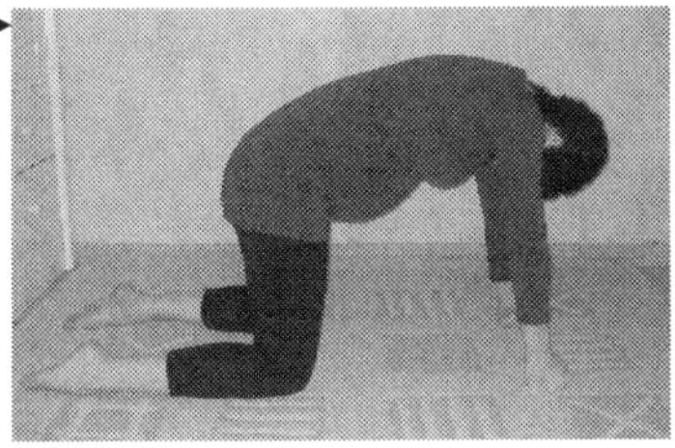

Sur les poings

Cette suite de postures fait beaucoup de bien au dos et aide le bébé à placer son dos antérieur pour l'accouchement.

Elle détend, enlève les tensions, assouplit, et débloque aussi le souffle, évacue le stress.

Psychiquement, c'est un travail idéal en période difficile quand l'esprit est encombré par un évènement.

Ces postures permettent l'ancrage par le contact des mains et des pieds avec le sol et font référence à l'animalité par la position à quatre pattes.

- Prise de la première posture :
  À quatre pattes, les bras sont perpendiculaires au sol ainsi que les cuisses. Les mains, les genoux et les pieds sont sur une même ligne.

Vous gardez les yeux ouverts et vous fixez un point entre les mains.
Votre langue est placée en **khecarī mudrā** (retournée).
Sur une expiration, doigts de pieds retournés, tendez les jambes et poussez vers l'arrière pendant 5, 7 ou 9 souffles en répétant mentalement « SO » à l'inspiration et « HAM » à l'expiration. Placez un rythme 1 2 (un temps d'inspiration et deux temps d'expiration) avec le frottement (**ujjāyī**) de l'air dans la gorge.
Quittez en gardant la fixité du regard et prenez une position d'observation (comme le diamant : **vajrāsana** où les fesses sont sur les talons, pieds serrés, dos droit) pour observer la stabilité intérieure.

- Prise de la deuxième posture :
  À quatre pattes, les mains sont contre les genoux,
  Vous gardez les yeux ouverts et fixez un point entre les mains.
  Votre langue est en **khecarī mudrā**.
  Sur une expiration tendez les jambes et poussez vers l'arrière pendant 5, 7 ou 9 souffles en répétant mentalement « SO »/« HAM » sur un rythme 1 2 avec **ujjāyī.**
  Quittez en gardant la fixité du regard et prenez une position d'observation comme **vajrāsana**.

- Prise de la troisième posture :
  À quatre pattes, les bras sont perpendiculaires au sol ainsi que les cuisses. Les mains, les genoux et les pieds sont sur une même ligne.
  Vous gardez les yeux ouverts et vous fixez un point à l'horizon ou la flamme d'une bougie posée à 50 cm devant vous.

Sur l'expiration glissez les mains en avant : en début de grossesse vous pouvez poser le menton au sol, plus tard vous posez le front.
Pendant 5, 7 ou 9 souffles, répétez mentalement « SO »/« HAM » sur un rythme 1 2 avec **ujjāyī.**
Quittez en posant le front, puis ramenez les mains, inspirez, appuyez les fesses sur les talons redressez-vous tout doucement. Prenez **vajrāsana** comme position d'observation.

- Prise de la quatrième posture : le chat en mouvement.
  À quatre pattes, les bras sont perpendiculaires au sol ainsi que les cuisses. Les mains, les genoux et les pieds sont sur une même ligne.
  Les yeux sont fermés en **nāsāgra drsti** (nez) ou **śāmbhavī-mudrā** (front)
  Le souffle est ici carré : **samavritti** (un temps d'inspiration, un temps de rétention plein, un temps d'expiration, un temps de rétention vide), c'est-à-dire que vous allez sur l'inspiration monter la tête, le dos est plat, sur la rétention plein gardez la pose, sur l'expiration enroulez la tête et le dos, restez à vide dans cette position, et continuez 5 voire 10 minutes.
  Si les poignets sont douloureux, vous pouvez vous appuyer sur les poings fermés.

Tolangulāsana le balancier

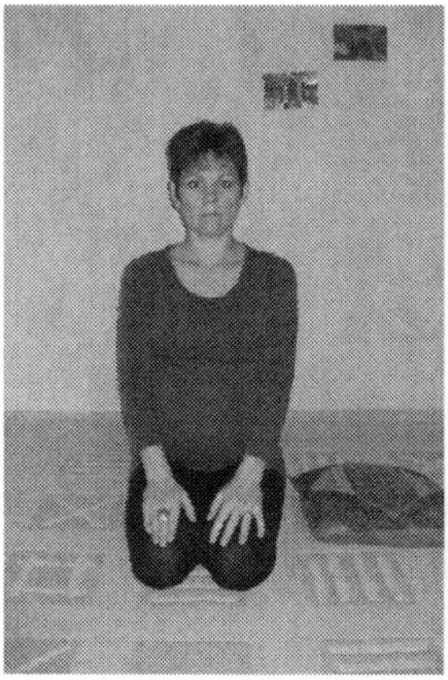

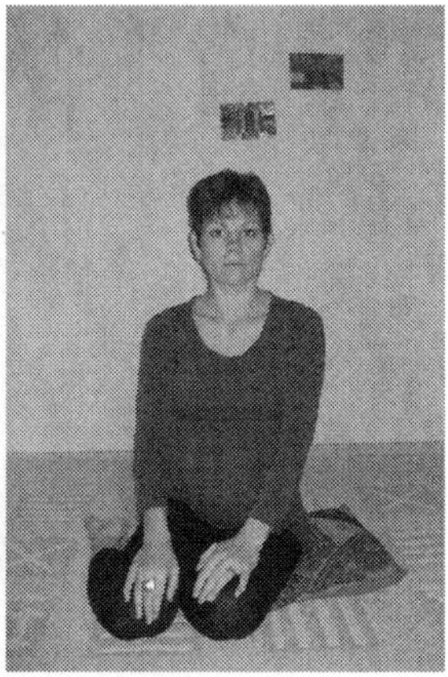

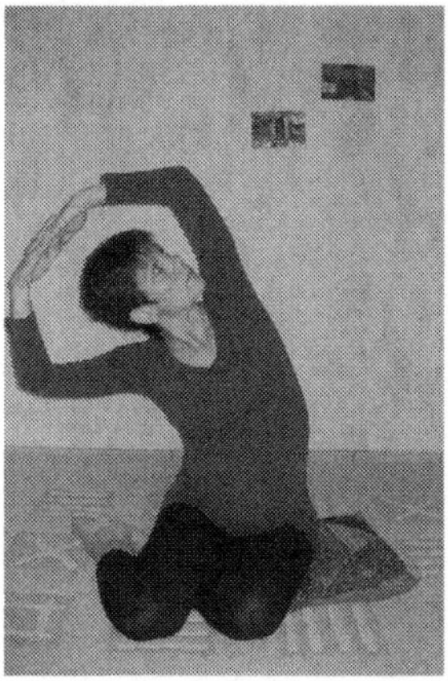

Le balancier permet de s'extirper des états de fatigue et permet de se prendre en main. Il redresse l'énergie, équilibre droite et gauche.

C'est une posture reliée à la lune et au soleil qui débloque et nettoie les organes (foie, reins, surrénales). Elle donne de la stabilité mentale.

Prise de la posture :

- assise sur les talons en **vajrāsana**, les mains sur les genoux, les yeux ouverts expirez et placez les fesses **à gauche** (avec un coussin pour accommoder si besoin)
- inspirez levez les bras et liez les mains au-dessus de la fontanelle, les bras ne sont pas trop tendus ni les mains trop hautes (sinon l'énergie est trop haute aussi)
- expirez et descendez sur le côté des pieds, à droite et fixez un point à l'aplomb au-dessus de vous (la fixation très forte permet la stabilité personnelle et émotive), laissez descendre le coude vers le sol en allongeant le souffle (rythme 1 2) puis si vous le pouvez en y mettant des rétentions à plein et à vide. Tenez la contraction du périnée **mūla-bandha**.
- Inspirez remontez et fixez le point devant ou la flamme d'une bougie à 1 mètre devant vous, expirez ramenez les bras, remettez les fesses sur les talons et respectez un temps d'observation avant de faire l'autre côté.

Restez au moins une minute dans chaque position.

Vous pouvez refaire **talangulāsana** un peu plus tard au cours de la même séance.

Parighāsana la charnière (pari = autour)

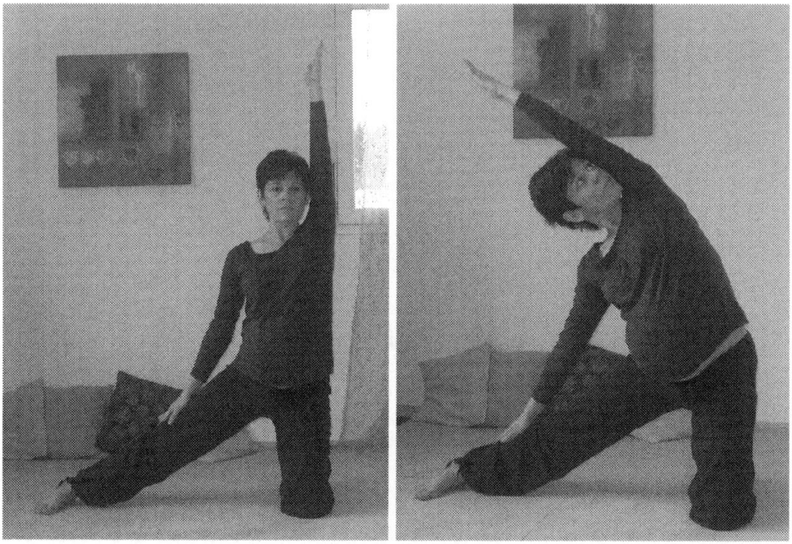

Cette posture permet l'équilibrage des canaux d'énergie droit et gauche. Elle fait remonter l'énergie et débloque le souffle et le nœud dans le plexus solaire.

Elle donne de l'énergie physique et mentale, de l'enthousiasme et élimine le doute. Elle stimule le feu dans le ventre et donne du dynamisme en stabilisant l'ensemble des énergies : quand le ventre est lourd les pensées le sont aussi ! Elle stimule la digestion, l'élimination et le système immunitaire. Définie ainsi, cette posture est idéale pendant la grossesse !

Prise de la posture :

- Les yeux sont ouverts.
- Vous vous asseyez d'abord sur les talons comme dans le diamant **vajrāsana,** puis vous passez à genoux, vous tendez alors la jambe droite sur le côté droit, le

pied droit et le genou gauche sont alignés, la cuisse gauche bien perpendiculaire au sol, (les orteils gauches sont allongés ou retournés pour plus d'énergie stimulée).

- Tendez le bras gauche vers le plafond, bien collé contre l'oreille sur une inspiration, expirez en vous penchant sur la droite et en tournant la tête : vous fixez un point à l'aplomb (les mains sont l'une au dessus de l'autre, puisque la main droite glisse sur la cuisse droite).
- Placez un souffle 1-4-2 sur 3, 5, 7 ou 9 souffles.
- Remontez sur une inspiration, fixez un point devant, puis expirez en redescendant le bras.
- Prenez un temps d'observation en **vajrāsana** avant de faire l'autre côté.

Utthitadhanurāsana (utthita = levé, haut ; dhanus = arc ; āsana = posture) posture de l'arc élevé

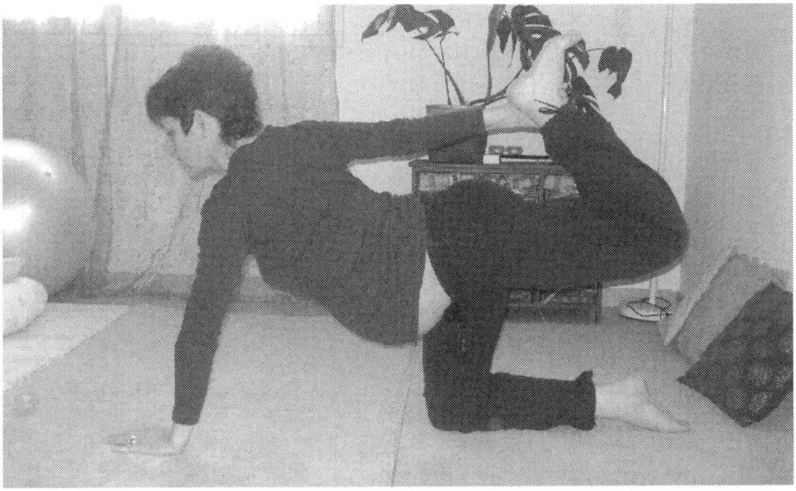

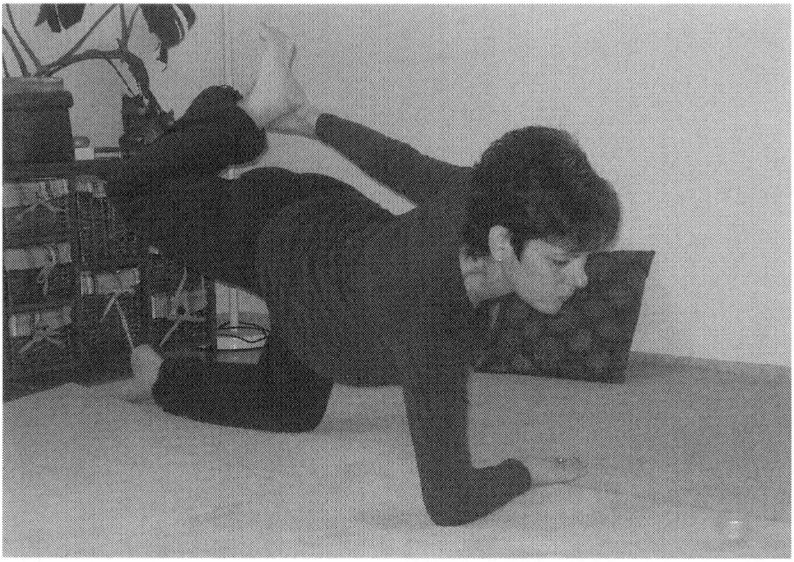

Cette posture développe la force de caractère, la stabilité et donne beaucoup de recul.

Elle entraîne une recherche d'équilibre et oblige à se concentrer dans l'axe. Là encore, la position quatre pattes est favorable à la bonne position du bébé lors de l'accouchement.

Prise de la posture :

- À quatre pattes la main attrape la cheville opposée, les yeux fixent un point devant, la flamme d'une bougie ou un yantra (sorte de diagramme magique).
- Une autre version propose de plier le bras sur lequel vous êtes en appui, vous avez ainsi plus de stabilité au sol.
- La respiration peut être carrée (**samavritti)** ou 1 2 4, faites quelques respirations puis inversez.

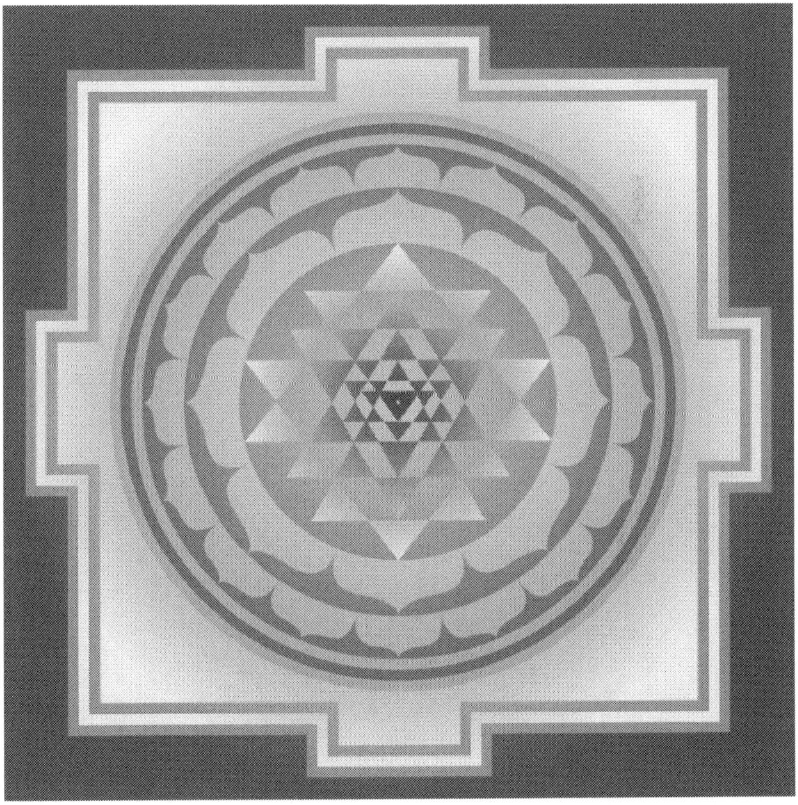

The sri yantra (Michael Horvath)

Matsyāsana (mātsya = poisson ; āsana = posture) la posture du poisson

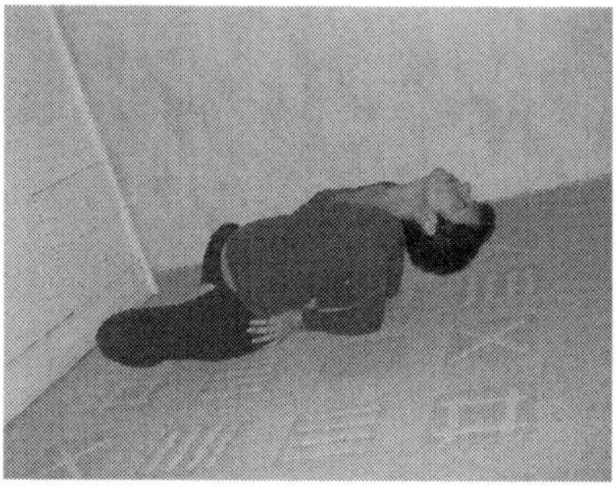
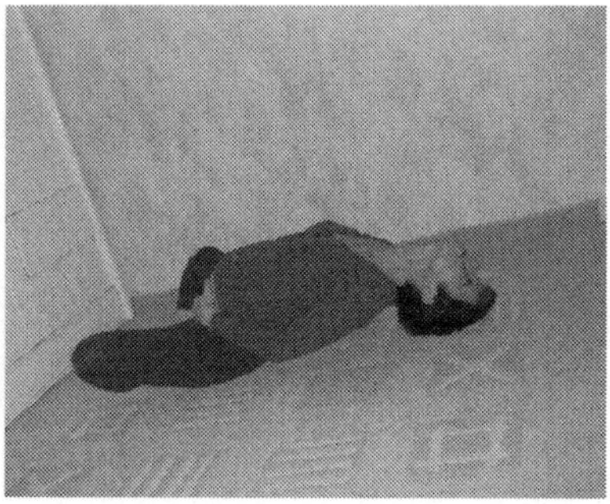

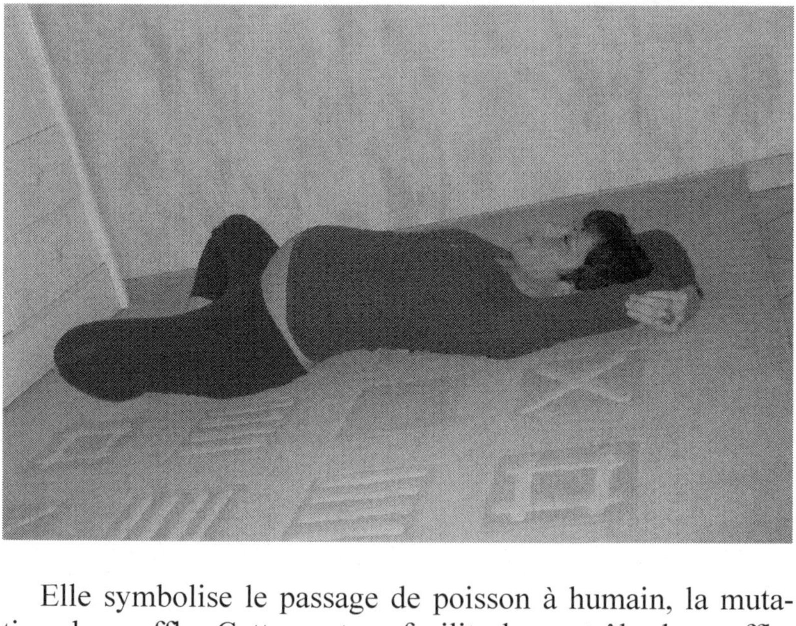

Elle symbolise le passage de poisson à humain, la mutation du souffle. Cette posture facilite le contrôle du souffle, relaxe, donne de la légèreté, régénère.

Elle ouvre les centres d'énergie du ventre et du cœur, ouvre le bassin et les hanches.

Prise de la posture :

- En lotus (**padmāsana**) ou pieds joints ou en tailleur ou jambes allongées, les yeux ouverts, inspirez. Expirez, mains aux reins, tous les doigts vers l'avant, coudes en appui sur le sol, mettez la tête en arrière, le regard sur un point derrière et travaillez le souffle 1 2 ou 1 4 2.
- Sur une expiration appuyez le sommet du crâne, ramenez les mains en triangle sur le pubis ou attrapez les orteils, les yeux toujours ouverts, travaillez le souffle.
- Sur une expiration appuyez le dos, ramenez le menton vers la poitrine, fermez les yeux et attrapez les coudes, approfondissez les souffles 1 4 2, prolongez cette dernière phase.

Viparītakaranīmudrā (viparīta = qui retourne, va dans le sens contraire, inverse) le geste inversé

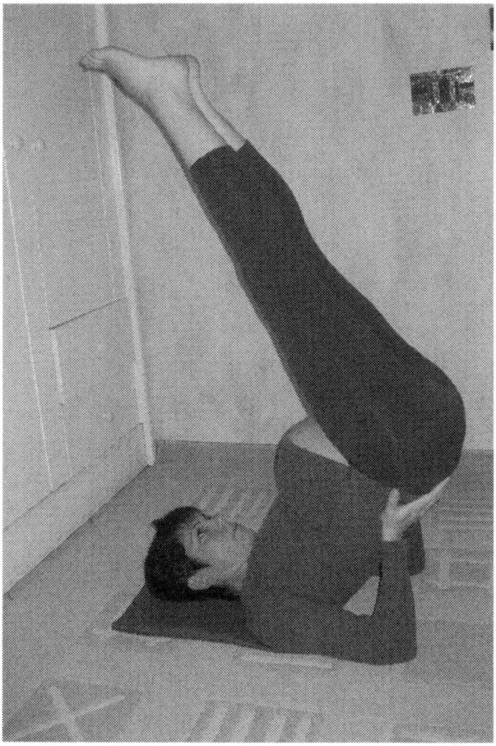

Ce n'est pas une posture, c'est un mudrā, un geste qui fait parti des vingt-cinq autre mudrā recensés dans la « Gheranda Samhitā » écrite entre le XVe et le XVIe siècle, traité de hatha-yoga de référence.

Viparītakaranīmudrā signifie le geste inversé (Viparīta signifie « qui va dans le sens contraire »). Le soleil est au nombril, la lune au palais, et le soleil dévore le nectar d'immortalité qui est en chacun de nous. Le fait d'inverser la tendance permet de rajeunir en inversant le processus !

Ce geste défatigue, fait monter l'énergie, décongestionne les jambes, le bassin. Il est très bon pour la thyroïde et régénère le mental.

Il permet de déloger le bébé du bassin lorsqu'il est trop tôt engagé, qu'il donne des sensations de pesanteur, qu'il est en siège.

Prise de la posture :

- Allongée, vous allez soulever le bassin et les jambes, les coudes sont serrés, le bassin est tenu dans les mains, le poids du corps est sur les épaules, la nuque et les coudes. Les tibias sont au niveau du visage.
- Tenez au minimum 5 minutes, les yeux fixant le point intersourcilier, le souffle est au rythme 1 2 ou carré.

Anāhata

Le centre du cœur est au niveau du plexus cardiaque. Il correspond à la couleur doré, au son « YAM » à l'élément air, au sens du toucher. Il gère la respiration, l'intuition, l'espérance et le doute. Il est associé aux sentiments et aux relations affectives. Pendant la grossesse beaucoup de femmes souffrent d'une sensation d'essoufflement, de manque d'air. Il est clair que cette sensation est liée à l'hémodilution physiologique et parfois à une anémie, et en parallèle à la place que prend l'utérus gênant parfois le diaphragme.

Ces pratiques sur le cakra du cœur vont libérer la respiration mais également diminuer l'anxiété développer l'intuition et la relation à autrui.

Les asanas sur le centre subtil du cœur :

Hanumanāsana le roi des singes

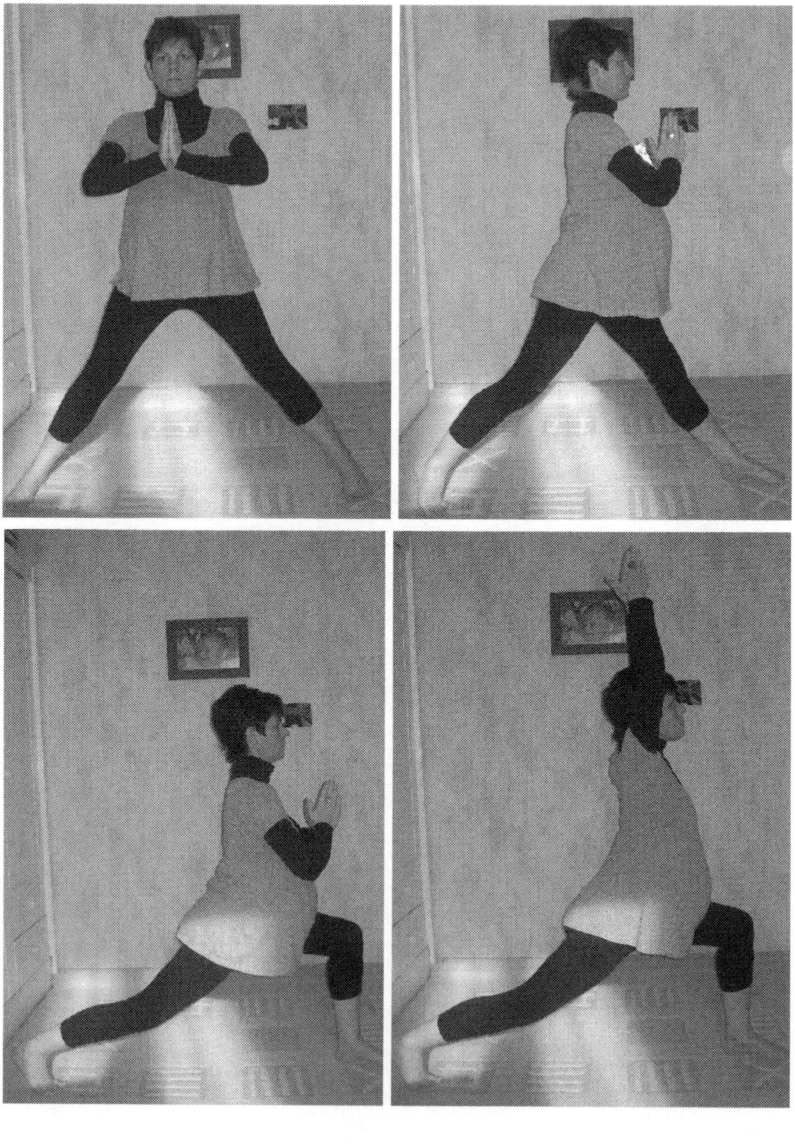

C'est une posture qui donne du ressort et fait remonter l'énergie.

Elle donne force, humilité, courage, endurance : tout ce dont on a besoin pour accoucher !

Prise de la posture :

- Debout les pieds écartés, les mains jointes au niveau de la poitrine en ***Anjali mudrā***.
  La base tenue avec **mūla bandha**, regard puissant, fixez un point devant vous et respirez au rythme 1 4 2, 1 ou 2 fois.
- Inspirez tournez à droite, le pied gauche se lève un peu et appui uniquement sur les orteils respirez au rythme 1 4 2, 1 ou 2 fois.
- Expirez et pliez la jambe droite, descendez le plus bas possible, respirez au rythme 1 4 2, 1 ou 2 fois.
- Inspirez montez les bras, tenez la base le plus fermement possible, respirez au rythme 1 4 2, 1 ou 2 fois.
- Expirez et ramenez les mains en **Anjali mudrā**.
- Inspirez et remontez en dépliant la jambe droite et en tenant fermement la base.

Vous pouvez remplacer le souffle 1 4 2 par un **bhastrikā.**
Idem de l'autre côté.

Natarajāsana la danse de Shiva, danse cosmique, le roi des danseurs

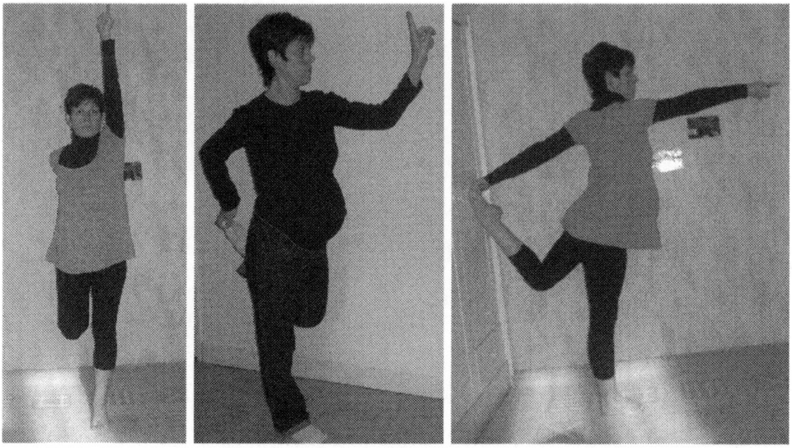

C'est une sorte de danse immobile, représentée dans un cercle de feu.

Il existe plusieurs variantes, vous choisirez celle qui vous convient le mieux.

- Cette pratique permet de travailler l'équilibre et le recentrage. Debout, expirez pliez la jambe droite, mettez le pied droit dans la main droite, portez le bras gauche en haut, l'index gauche pointé vers le ciel, les autres doigts sont tenus par le pouce.
  Vous pouvez travailler un souffle 1 2 ou **bhastrikā** pendant 3 minutes
  Faites de même avec l'autre jambe.
- Cette pratique de « mouvement immobile » travaille l'union, l'unité. Debout, la main droite attrape le pied gauche, l'index gauche devant les yeux, le bras fléchi, le souffle est subtil : il va et vient entre l'index et les yeux.

Vous allez monter au fur et à mesure l'index et la tête car les yeux fixent l'index mais restent immobiles, vous obtenez un semblant d'immobilité, un mouvement imperceptible. Il faut environ 10 minutes pour que votre doigt soit à l'aplomb… alors vous pouvez redescendre de la même manière ou en quittant la pratique avant de faire l'autre côté.

- Cette pratique est plus puissante, la montée de l'énergie se manifeste, elle donne beaucoup de légèreté.
  La main droite attrape le pied droit, le regard est dans le prolongement de l'index tendu devant vous à l'horizontal. Vous ne cherchez pas à vous pencher en avant mais vous éloignez le pied de vos fesses.
  Placez un souffle 1 4 2 pendant 3 minutes.
  Faites de même avec l'autre pied.

Vrksāsana (vrksa = arbre ; āsana = posture) posture de l'arbre

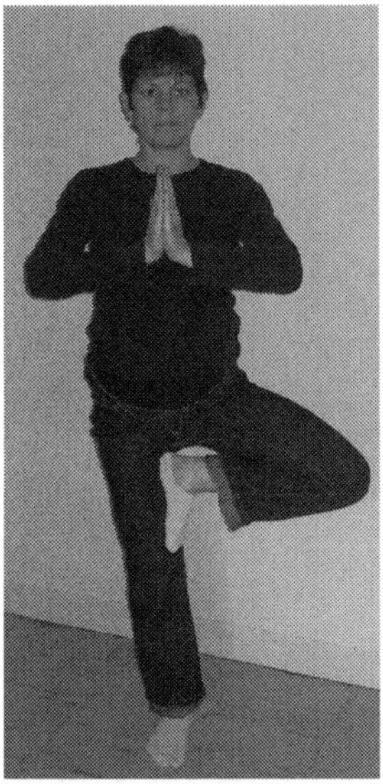

C'est une posture d'équilibre, de stabilité, de recentrage. Trouvez la détente, le lâcher prise, la concentration dans cette position, cela vous donnera du recul, de la patience, et vous calmera.

Prise de la posture :

- Montez le pied au niveau du haut de la cuisse opposée et coincé le. En cas de difficulté vous pouvez le coincer seulement au-dessus du genou ou encore mettre simplement un pied sur l'autre, juste pour être en équilibre.
- La pratique doit durer 7 à 8 minutes de chaque côté.
- Placez une respiration 1-4-2.
- Les yeux sont ouverts vous regardez devant vous.

- Les mains sont devant le cœur en **Anjali-mudra**.
- Lorsque vous perdez l'équilibre, expirez et avec patience, replacez-vous tranquillement dans l'arbre.

<u>Parvatāsana (parvata = montagne rocher ; āsana = posture) posture de la montagne ou dame de la montagne.</u>

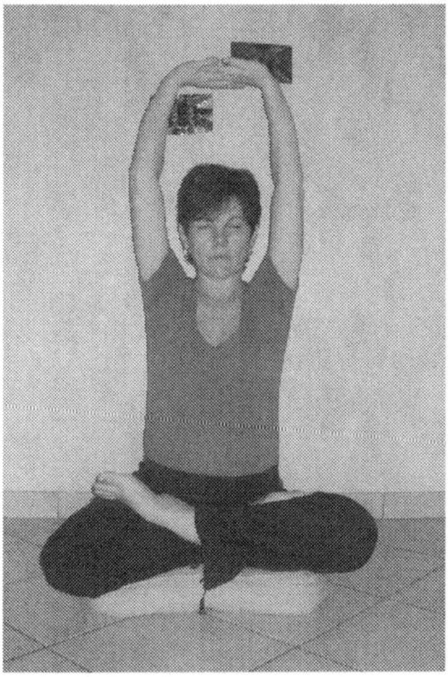

C'est une posture qui ouvre le cœur, redresse le corps, donne beaucoup de résistance et de force, elle rendrait même invulnérable !

- Assise en lotus (**padmāsana**) ou en tailleur, yeux ouverts ou fermés (**śāmbhavī-mudrā** ou **brhumodiya**) les mains jointes doigts entrecroisés : sur l'inspiration vous montez les bras étirés au-dessus de la tête et vous retournez vos mains en restant à plein.
  Sur l'expiration vous descendez les mains en les retournant.

Renouvelez une dizaine de fois avec la respiration 1 4 2, mentalement vous prononcez le son « OM ».

- Puis vous passez en statique :
  Inspirez montez les bras, expirez retournez les mains (paumes vers le plafond) et vous travaillez le souffle pendant 3 minutes.
  Vous pouvez faire un souffle 1 4 2 ou visualiser un souffle en « 8 » : inspirez imaginez le souffle qui monte du pubis au cœur par la gauche, faite une petite pause dans le cœur puis visualisez le souffle qui monte du cœur au-dessus du crâne par la droite. Expirez, imaginez le souffle qui va du dessus du crâne au cœur en passant par la gauche, faites une pause dans le cœur, puis finissez d'expirer en visualisant le souffle descendre au pubis par la droite.
  Recommencer en montant l'inspiration par la droite…

<u>Bhastrikā thoracique</u>

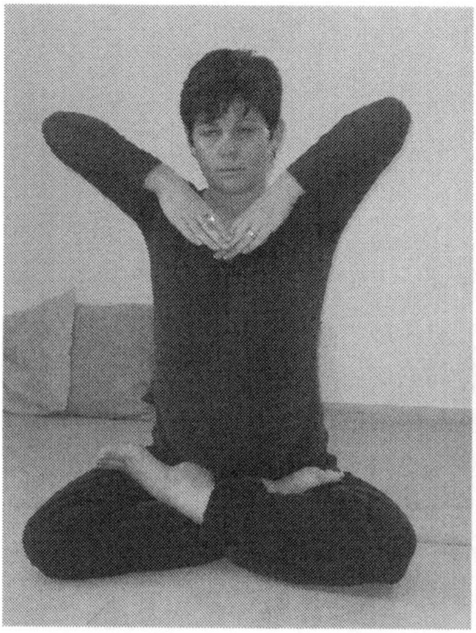

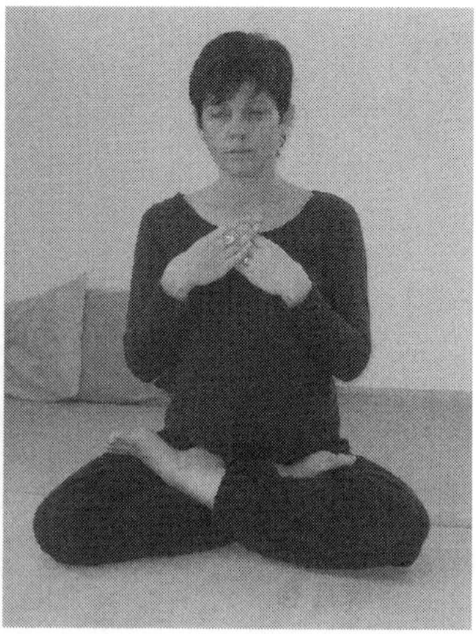

Ceci est une respiration ou prānāyāma.

En particulier le bhastrikā ou soufflet du forgeron apporte santé et dynamisme. Elle purifie le cakra du cœur, des émotions, de l'émotivité, de l'anxiété ; elle débloque les tensions nerveuses et lutte contre la spasmophilie.

En position assise, si possible en **padmāsana** ou lotus, les mains sont au niveau du cœur, pouces contre la poitrine, les autres doigts vont se croiser en se superposant main gauche sous main droite.

Sur l'inspiration, vous allez monter les coudes au-dessus des épaules, sur l'expiration les coudes vont frapper sur les côtes.

Visualisez l'expansion de la poitrine ou le souffle qui entre et sort au niveau du centre du cœur.

Faites une trentaine de souffles puis une rétention à plein en ramenant les coudes contre le corps.

Reprenez 3 fois

Goraksāsana (go = vache ; raksā=garde, sentinelle ; āsana = posture) posture du gardien de vache

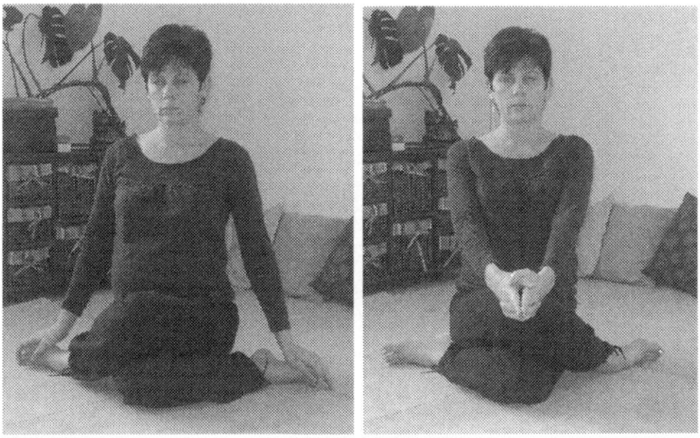

L'homme est comparé à du bétail :
cette posture permet de sortir du troupeau de se libérer.

C'est une grande pratique d'immobilité qui délie beaucoup.

Elle est très bénéfique d'un point de vue ostéo-articulaire car elle libère les tensions cervicales et des épaules. Elle est indiquée dans les sciatiques, fréquentes pendant la grossesse. Elle entraîne une ouverture de l'arrière du bassin et un écartement des ischions.

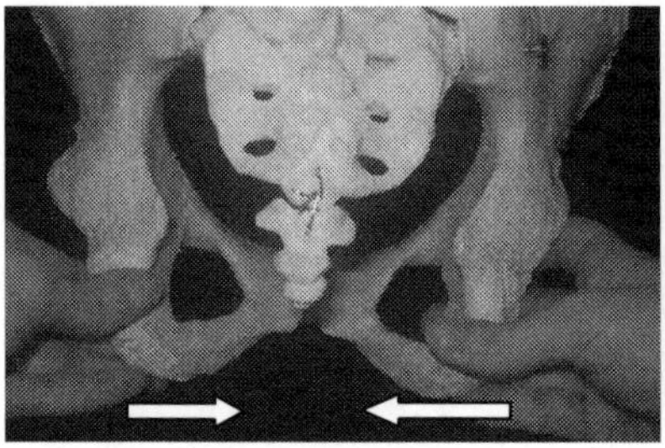
Fermeture des ischions

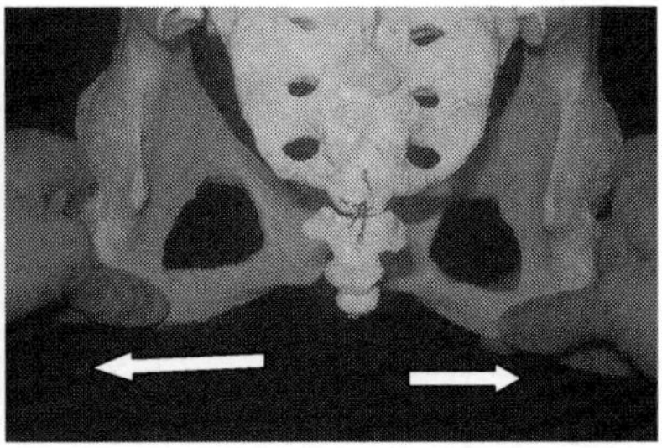
Écartement des ischions

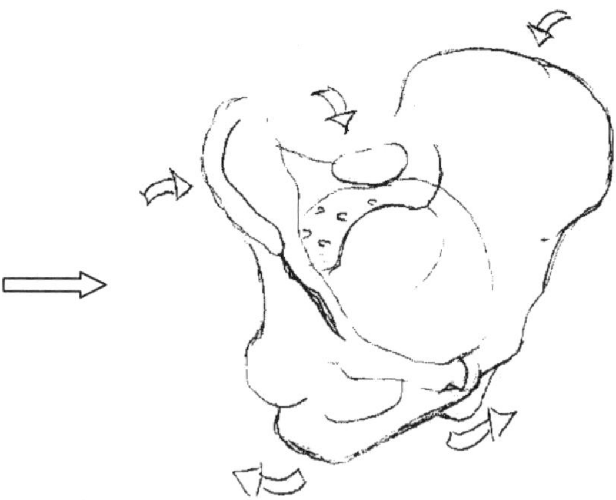

La posture de **Goraksāsana** consiste à s'asseoir avec le pied droit à votre gauche, le pied gauche à votre droite (puis inversement) les genoux l'un sur l'autre.

Un coussin sous les fesses est possible surtout en fin de grossesse où le ventre gène un peu.

Les mains aux pieds tiennent les gros orteils ou bien sont posées sur les genoux.

Les yeux sont en **brhumodiya**.

Restez ainsi pendant 5 minutes environ avec un souffle subtil, à peine perceptible, avant d'inverser la position des jambes. Pendant la pratique concentrez-vous sur le centre du cœur.

<u>Gomukhāsana (go = vache ; mukha = bouche, face, tête ; āsana = posture) tête ou museau de vache, source du Gange</u>

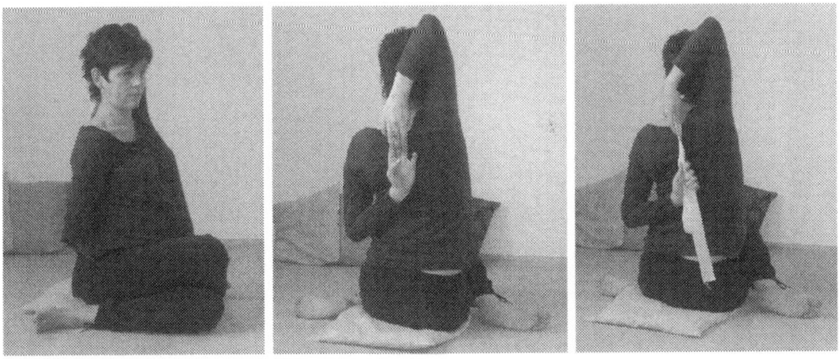

C'est une position qui amène dans le cœur du cœur…

Elle permet d'accéder à l'état non mental, à la connaissance intuitive, de devenir observateur de tous les tumultes psychologiques, des vents intérieurs, comme dans l'œil du cyclone.

Elle donne beaucoup de recul. Le souffle doit être très subtil, avec un son non frappé, sans frottement ce qui nous relie à la source de l'univers (la première manifestation de l'univers serait un son). C'est une posture qui harmonise pubis et cœur, sexe et sentiment, et crée un lien. **Gomukhāsana** est indiquée pour les femmes enceintes, la sciatique et le dos. Physiologiquement elle ouvre et redresse, donne confiance, permet de s'affirmer, de s'ouvrir.

Assise en **Goraksāsana** (posture du gardien de vache) ou en **vajrāsana** (diamant) ou en **padmāsana** (lotus), vous attrapez les mains dans le dos, un bras passant dessus, l'autre dessous.

La posture de **Goraksāsana** consiste à s'asseoir avec le pied droit à votre gauche, le pied gauche à votre droite (puis inversement) les genoux l'un sur l'autre. Quand la jambe droite est dessous, le bras droit passe en haut.

Le regard est en **brhumodiya** (fixant le point intersourcilier).

L'inspiration produit le son SAH et l'expiration le son HAM dans le souffle au rythme 1 4 2 (imaginez l'expansion et la rétraction du cœur) ou bien un souffle carré ou encore avec le **bhastrikā** (30 respirations rapides en gonflant et dégonflant le ventre, puis une rétention à plein) 5 minutes de chaque côté.

Vous ne changez que la position des bras si vous êtes en **vajrāsana** ou en **padmāsana.**

Purvottanāsana posture du corps tendu à l'extrême

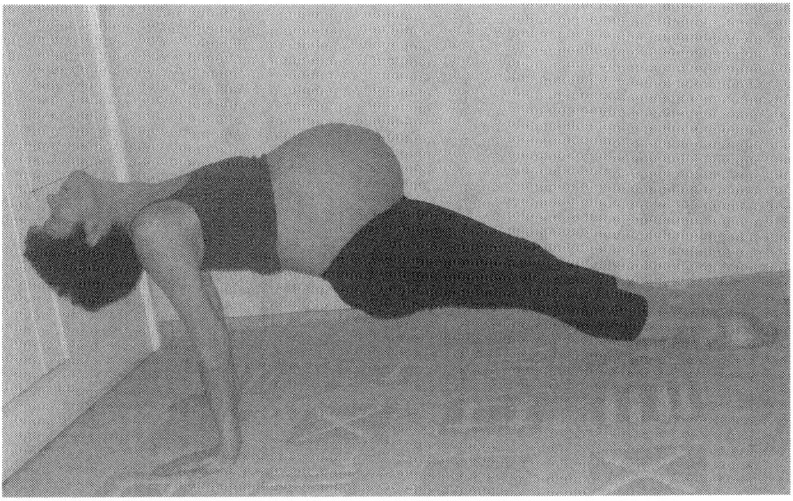

Cet asāna permet de faire remonter l'énergie.

Très tonique, elle donne de la résistance, confiance en soi, et donne aussi envie d'aller de l'avant, de réaliser des choses.
Elle fortifie le cœur et peut ralentir le rythme cardiaque.

Prise de la posture :

- Assise mains en arrière, doigts en arrière (ou en avant), yeux ouverts, **khecarīmudrā** (langue retournée) avec **ujjāyī** (puissant frottement de l'air dans la gorge).
- Sur l'expiration montez le bassin et travaillez le souffle, tête lâchée (ou regard devant) pieds le plus à plat possible.

Souffle :

- allongé 1 2
- poumons vides 1 2 4 pendant 5 ou 7 souffles, puis revenez doucement

<u>*Sūrya-bheda* (sūrya = soleil ; bheda = briser) la perforation solaire</u>

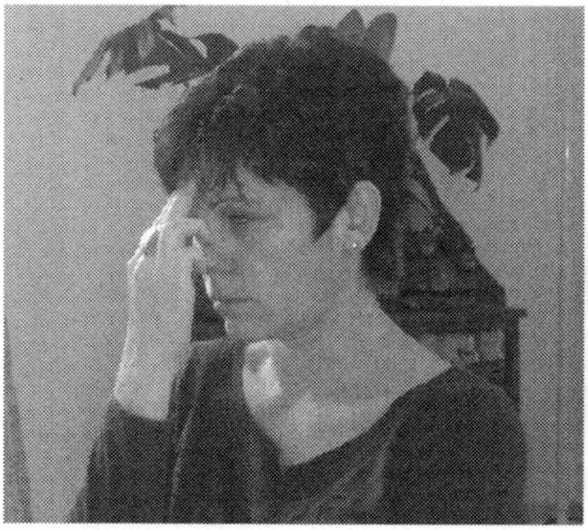

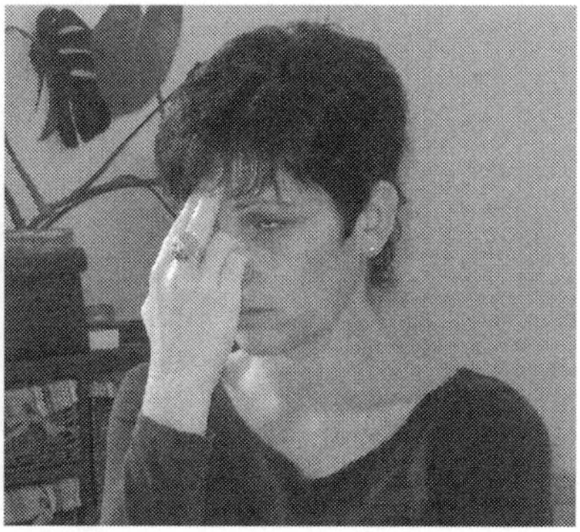

Avec le regard stable en **brhumodiya, ou en śāmbhavī-mudrā** vous allez potentialiser l'énergie solaire, combative, masculine, en relation avec la vie sociale, l'extérieur.

En position assise, si possible en **padmāsana** ou lotus, le menton contre le cou en **jālandhara-bandha** vous allez pratiquer **sūrya-bheda** dans sa version lente, plus indiquée pour une pratique le soir :

- Inspirez par la narine droite en bouchant la narine gauche avec l'annulaire de la main droite, le majeur et l'index étant entre les deux sourcils. Mentalement prononcez le son « RAM » et visualisez le soleil. La rétention doit être la plus longue possible...

- Expirez par la narine gauche en bouchant la narine droite avec le pouce droit, mentalement prononcez le son « RAM » et visualisez le soleil.

Vous pouvez respirer ainsi 10 minutes

<u>Āsana de Marici appelé aussi « le rayon de lumière »</u>

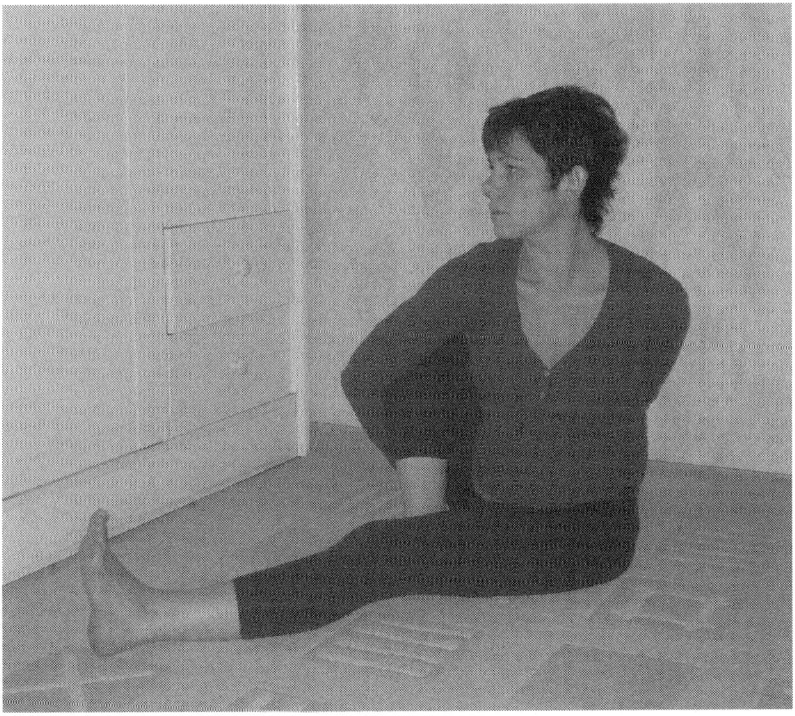

Cette posture porte le nom d'un sage : Marici. Le fait de la pratiquer nous rapproche de lui.

Prise de la posture :

- Assise jambes tendues devant vous, repliez une jambe, le talon vers le périnée et attrapez vos mains par-derrière, en prenant soin d'encercler le genou plié. (Au besoin utilisez une sangle pour joindre les deux bouts !) Tirez bien les épaules en arrière ce qui a pour effet d'ouvrir le cœur et de faire remonter l'énergie. Faites **Mulā-bandha** (tenue de la base) et **brhumodiya** c'est-à-dire fixez le point inter-sourcilier. La langue en **kākīmudrā** (en tuyau) inspirez en faisant pénétrer l'air par le tuyau formé par la langue à l'extérieur de la bouche, pratiquez une petite rétention à plein puis expirez en rentrant la langue dans la bouche. Cette respiration s'appelle **śītalī,** la rafraîchissante.

  3 à 5 minutes de chaque côté.

Ardha baddha padmāsana (ardha = demi ; baddha lié, attaché ; padma = lotus ; āsana = posture) le demi-lotus lié

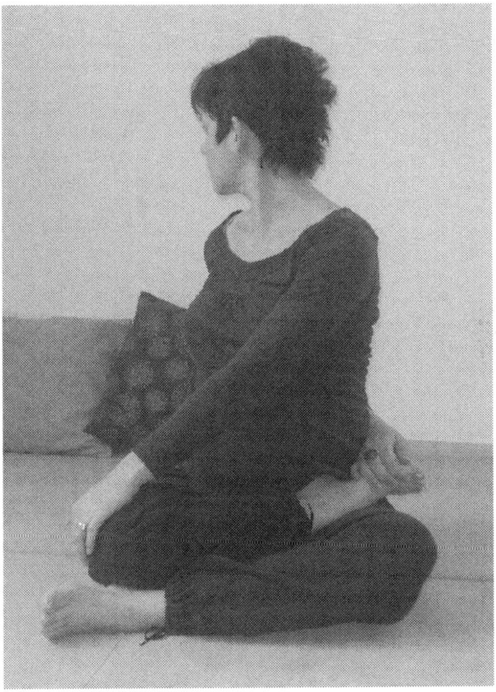

Cet āsana maintien le corps jeune et ouvre le cœur. Il apaise et détend.

Pour prendre le demi-lotus (ardha padmāsana) il faut chercher, en position assise, à monter le pied gauche sur la cuisse opposée en le tournant un peu, vous devez voir votre plante de pied. Le pied droit est au niveau du genou gauche.

Pour « lier » vous attrapez par-derrière le pied gauche avec la main gauche (ou avec un lien).

Tirez pour pivoter les épaules avec la main droite sur le genou gauche, tournez la tête et fermez les yeux en fixant le point inter-sourcilier : **brhumodiya**.

Gardez la posture 3 minutes au moins avec la respiration appelée **śītalī**.

C'est un souffle rafraîchissant qui apaise et enivre un peu aussi.

Aspirez l'air par la bouche avec la langue en tuyau (**kākīmudrā**), faites une courte rétention puis expirez par le nez.

Ensuite, inversez la position en montant le pied droit sur la cuisse gauche.

Bharavadjāsana posture de Bharavadja le disciple idéal

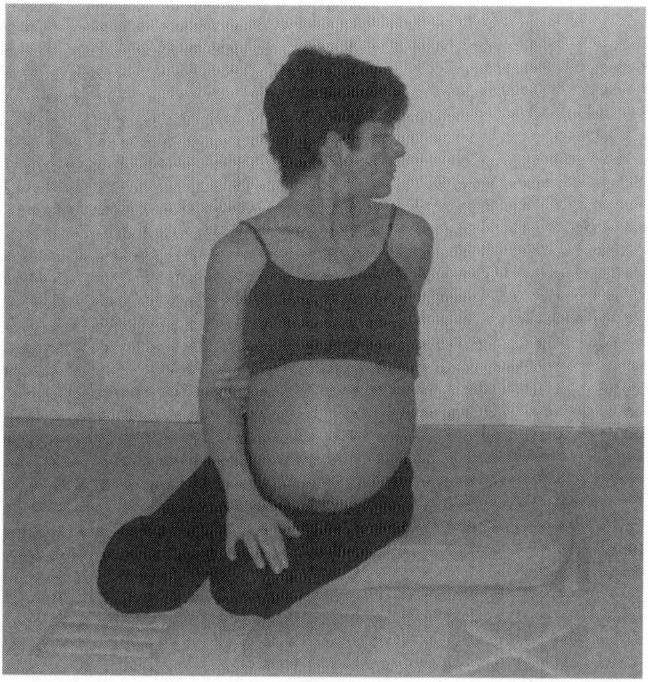

Cette posture ouvre le cœur, dans le sens où elle accentue l'amour et la compassion.

Elle apaise, calme et développe la confiance.

Elle donne beaucoup d'humilité et permet d'apprendre à s'aimer pour aimer les autres… Elle régule le rythme cardiaque et peut le ralentir.

Le souffle est subtil.

Visualisez l'expansion à l'inspiration et la rétraction du cœur à l'expiration.

Prise de la posture :

- Démarrez avec les fesses sur les talons puis décalez les fesses à gauche, avec un coussin si besoin. Attrapez le coude droit avec la main gauche par-derrière, et attrapez avec la main droite le genou gauche, tournez la tête.
- Les yeux fermés en **brhumodiya** (sourcils) **ou śāmbhavī-mudrā** (front).
- Gardez la langue en **Kākīmudrā** ou langue en tuyau à l'intérieur de la bouche.
- Tenez bien la base avec **Mula bandha**.
- Restez ainsi 3 minutes de chaque côté.

Rajakapotāsana la colombe, l'oiseau royal (rājan = roi)

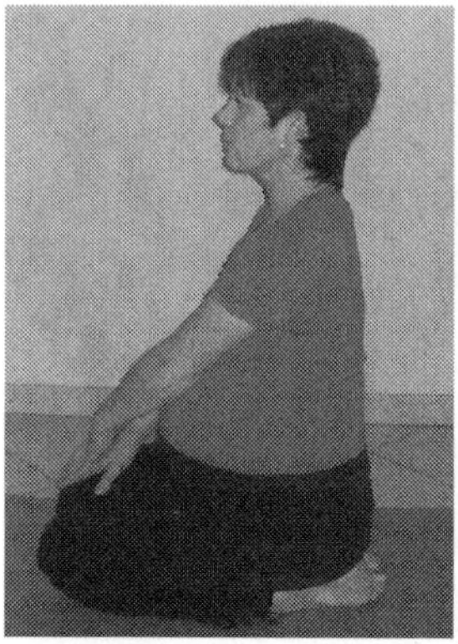
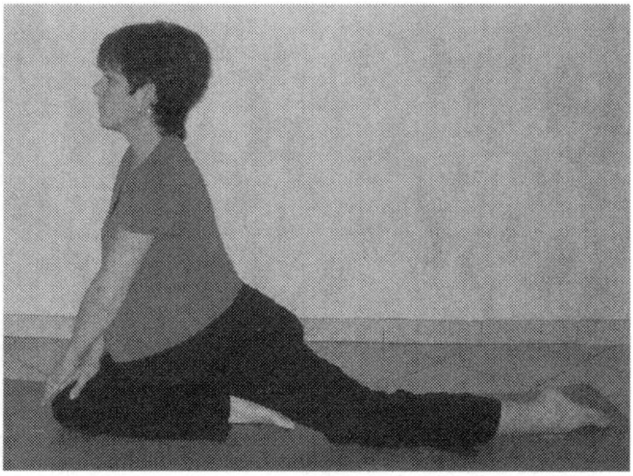
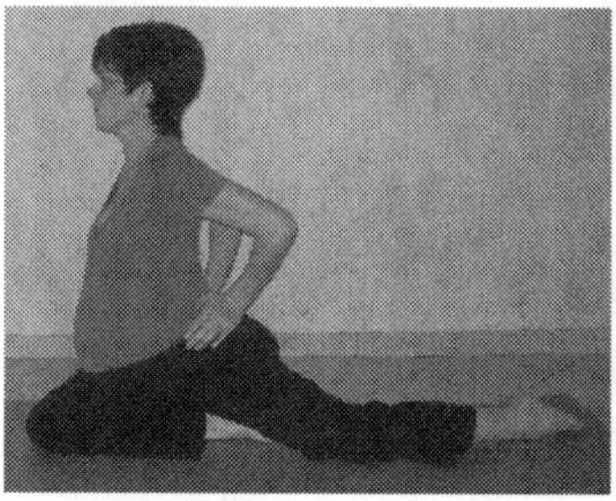
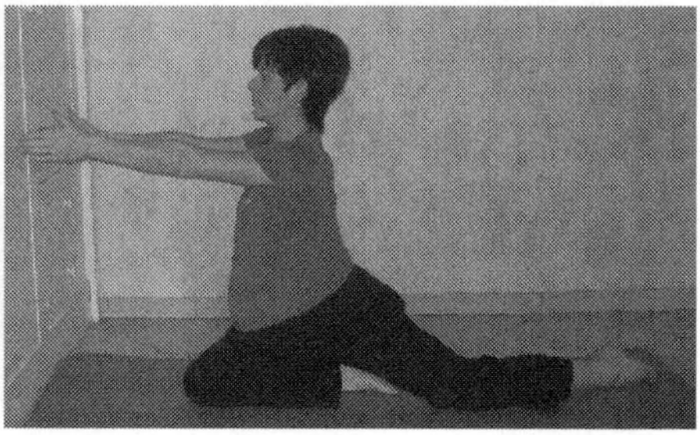
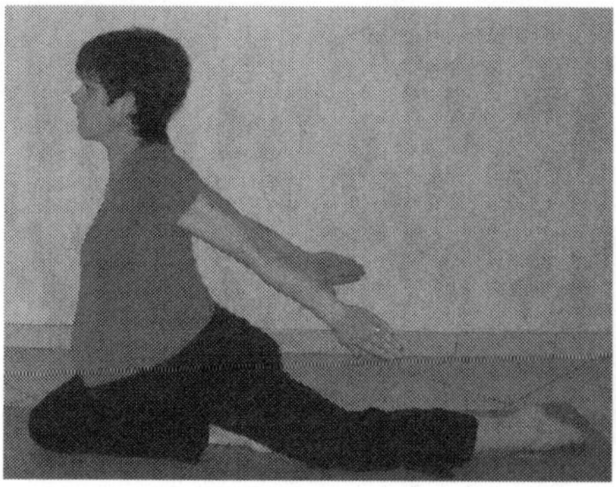
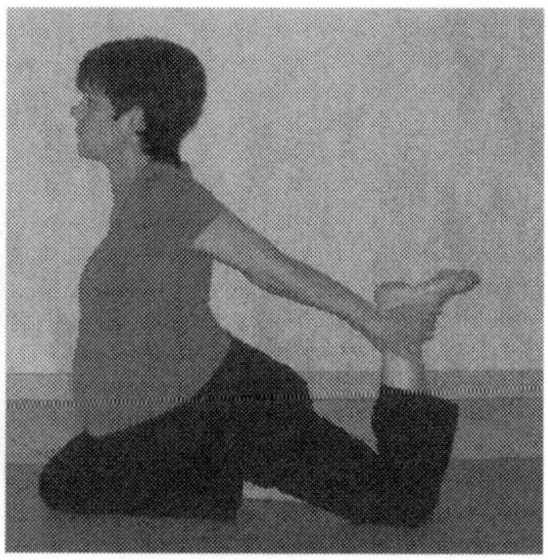

C'est une posture qui développe la connaissance intuitive, ouvre et purifie le cœur :

Elle a un impact très fort sur la perception des choses et de soi, c'est donc une posture qui secoue un peu, qui n'est pas anodine. Pratiquez-la progressivement et tranquillement.

Prise de la posture :

Assise sur les talons en **vajrasāna** (diamant), yeux fermés (ou ouverts) fixant un point devant.

- La main gauche sur la main droite et sur le genou droit, expirez et tirez la jambe gauche en arrière, poussez les épaules en arrière et ouvrez le cœur. Faites deux souffles 1 4 2 puis revenez en position initiale avant de faire pareil avec la jambe droite.
- La main gauche sur la main droite et sur le genou droit, expirez et tirez la jambe gauche en arrière, puis placez les mains sur les hanches tous les doigts vers l'avant poussez les épaules en arrière et ouvrez le cœur. Faites deux souffles 1 4 2 puis revenez en position initiale avant de faire pareil avec la jambe droite.
- La main gauche sur la main droite et sur le genou droit, expirez et tirez la jambe gauche en arrière, puis placez les mains sur les hanches. Ensuite tendez les deux bras devant vous sur l'inspiration. Faites deux souffles 1 4 2 puis revenez en position initiale avant de faire pareil avec la jambe droite.
- La main gauche sur la main droite et sur le genou droit, expirez et tirez la jambe gauche en arrière, puis placez les mains sur les hanches. Ensuite tendez les deux bras devant vous sur l'inspiration. Ramenez-les en arrière sur l'expiration (toujours tendus, les mains se font face ou se lient, doigts entrecroisés, index ten-

dus). Faites deux souffles 1 4 2 puis revenez en position initiale avant de faire pareil avec la jambe droite.

- La main gauche sur la main droite et sur le genou droit, expirez et tirez la jambe gauche en arrière, puis placez les mains sur les hanches. Ensuite tendez les deux bras devant vous sur l'inspiration. Ramenez-les en arrière sur l'expiration et attrapez votre pied gauche. Faites deux souffles 1 4 2 puis revenez en position initiale avant de faire pareil avec la jambe droite.

Jaṭharaparivarta (jaṭhara = intestins, ventre ; pari = autour ; vartana = mouvement) mouvement autour du ventre, torsions au sol

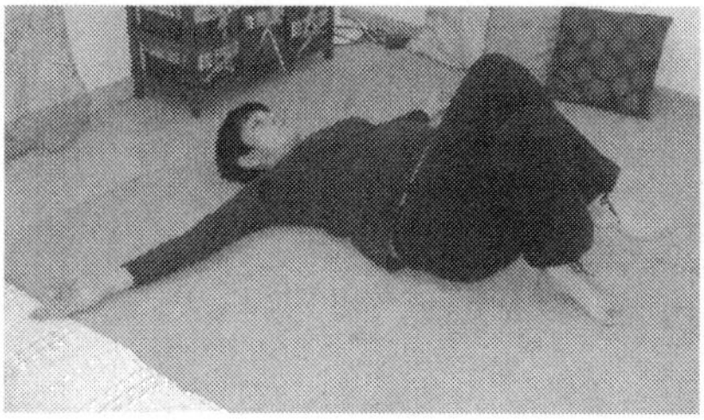
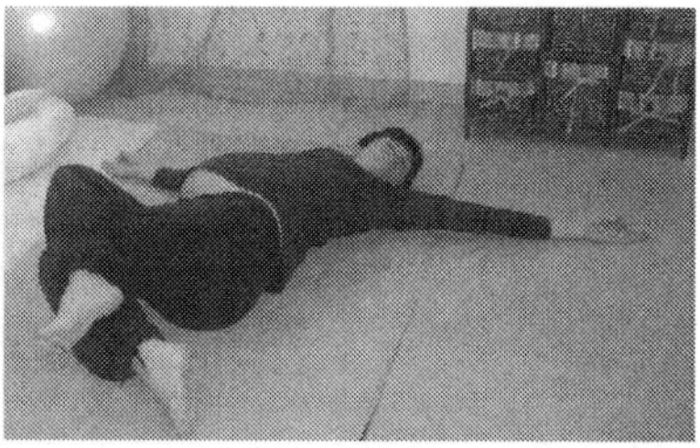
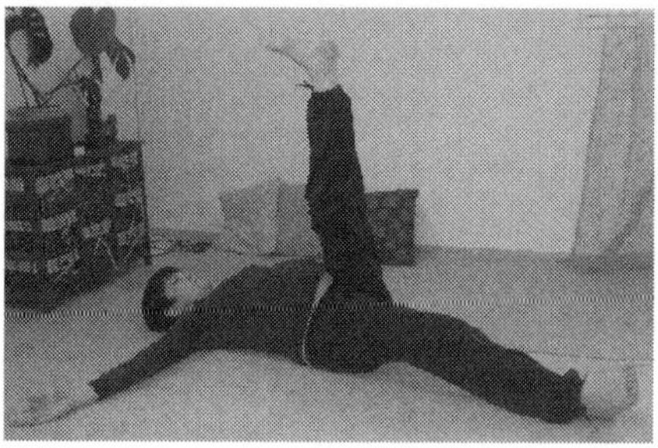
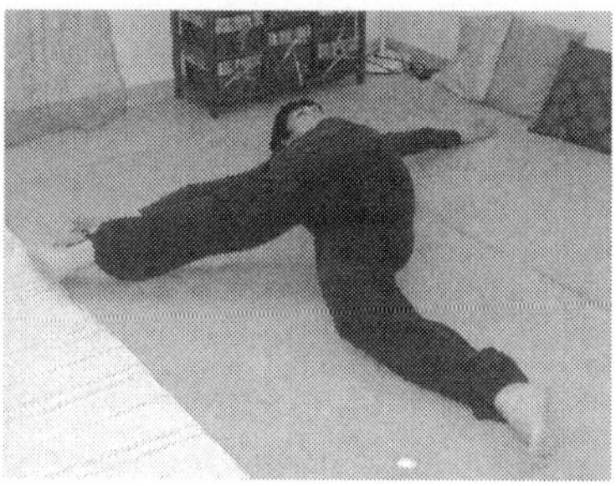

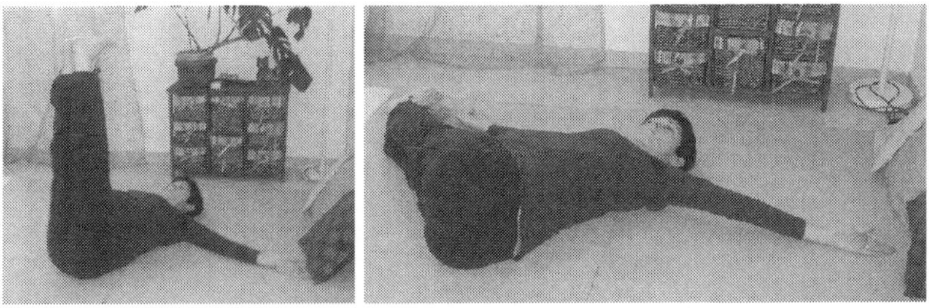

Comme toute torsion, cette pratique stimule le système digestif, lutte contre la constipation, entretien la sangle abdominale qui soutient la grossesse.

Prise de la posture :

- Allongée les bras en croix, **jnāna-mudrā** (geste de la sagesse = pouce et index joints), jambes pliées et croisées, le talon près des fesses (le remonter quand il glisse). Votre regard est fixe en **brhumodiya** c'est-à-dire fixant le point inter-sourcilier, descendez les jambes d'un côté et le visage de l'autre.
  5 Souffles : 1 4 2 ou une série de **Bhastrikā** (soufflet de forge : une série correspond à 30 respirations rapides dans le ventre suivies d'une pause à plein) ce qui débloque le ventre.
  Remontez les jambes et basculez de l'autre côté pour 5 Souffles : 1 4 2 ou une série de **Bhastrikā.**
  Remontez et inversez le croisement des jambes avant de recommencer.
- Cette phase est réalisable tant que le ventre le permet (4 ou 5 mois de grossesse).
  Allongée bras en croix, **jnāna-mudrā** tendez la jambe gauche vers le plafond et descendez le pied gauche vers la main droite en expirant. Ne cherchez pas à

tendre complètement les membres, mais favorisez plutôt le contact main/pied.
(En cas de difficultés pliez la jambe pour la descendre sur le côté), souffle idem.
Remontez et changez de jambe.

- Allongée bras en croix tendez les deux jambes vers le plafond puis descendez les pieds sur le côté : attrapez les orteils (montez et descendez les deux jambes en les pliant si nécessaire…) Souffle idem.
  Remontez et changez de côté.

<u>Ardhadhanurāsana (ardha = à demi ; dhanus = arc ; āsana = posture) posture du demi-arc</u>

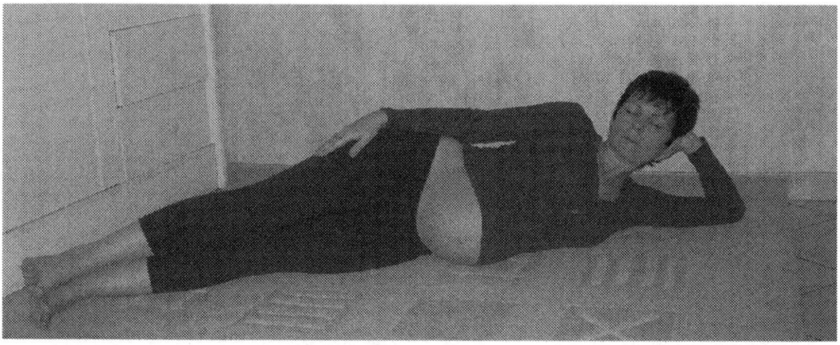

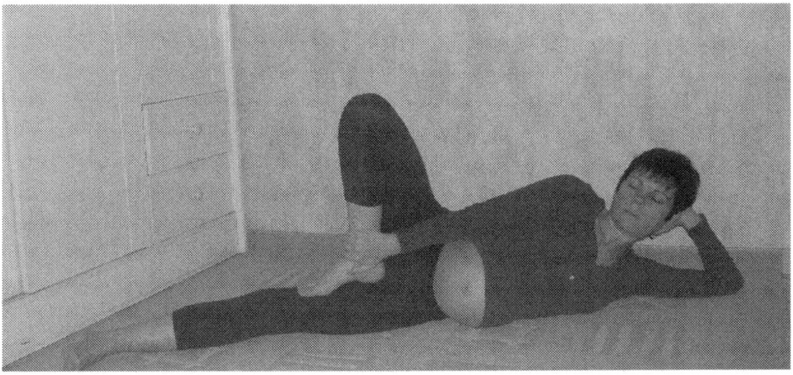

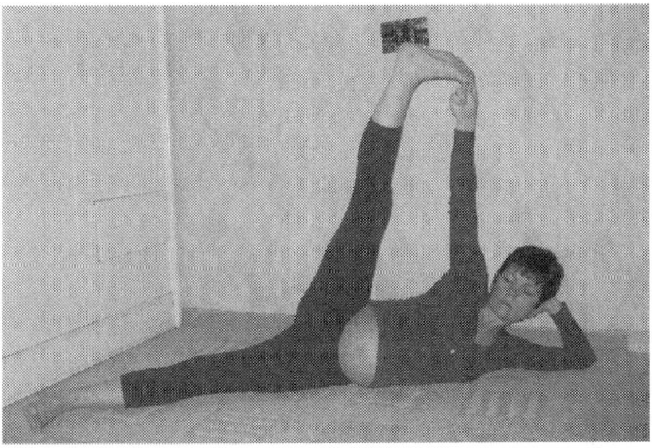

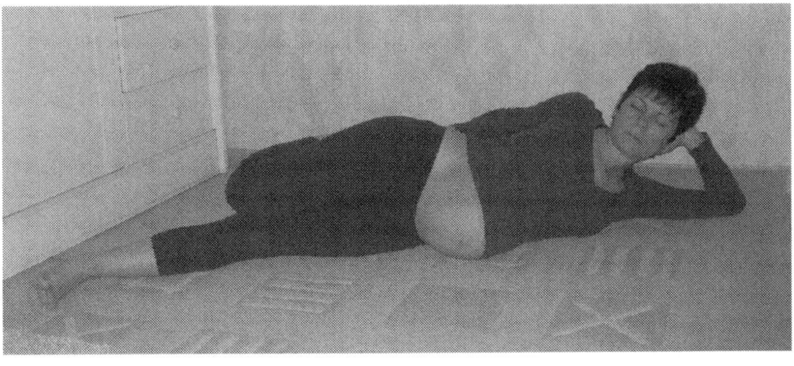

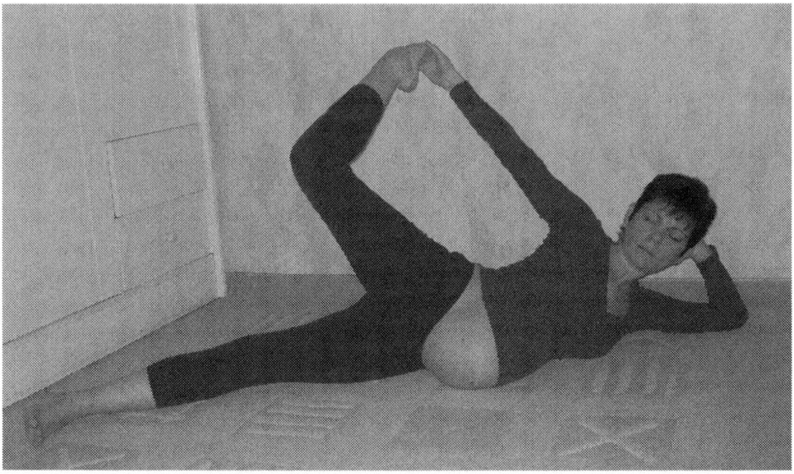

Cet āsana apporte la détente. Dans l'immobilité de la posture vous allez faire circuler l'énergie. Cette pratique défatigue, relaxe, déstresse, désangoisse, équilibre les polarités droite/gauche, renforce et stabilise

Tenez la contraction de la base : **mūla bandha** pendant toute la pratique.

Prise de la posture :

- Allongée sur le côté droit, alignée, main droite soutenant la tête, main gauche sur la cuisse gauche, les yeux fermés en **brhumodiya** c'est-à-dire fixant le point inter-sourcilier, faites 5 respirations 1 4 2.
- Sur une expiration montez le talon gauche sur le haut de la cuisse droite et saisissez la cheville, faites 5 respirations 1 4 2.
- Sur l'expiration saisissez le gros orteil et tendez la jambe vers le haut, tenez bien **mūla bandha**, faites 5 respirations 1 4 2.

- Sur l'expiration descendez le genou gauche contre le droit, sentez une sérénité, une paix intérieure s'installer, dessinez un sourire de bien-être sur vos lèvres. Tenez le pied par-dessus, faites 5 respirations 1 4 2.
- Sur l'expiration, main sur les orteils, le pied gauche pousse en arrière et ouvre le cœur, le corps bascule un peu sur le ventre, faites 5 respirations 1 4 2.
  Prenez un temps d'observation sur le dos avant de faire l'autre côté.

Vishudda

Le centre de la gorge correspond au plexus du larynx au niveau de la gorge. Ce cakra a des correspondances affectives : la tristesse, la dévotion, le regret, le respect. Il est en lien avec la couleur blanche, le son « HAM », le sens de l'ouïe.

Les séances sur le cakra Vishudda apaisent, stabilisent, enlèvent le stress, stabilisent les pensées, oxygènent le cerveau et mettent dans un état second où les vibrations sont plus élevées.

Les asanas sur le centre subtil de la gorge :

Padāhastāsana, (padā= pied ; hasta = main ; āsana = posture) posture des mains aux pieds

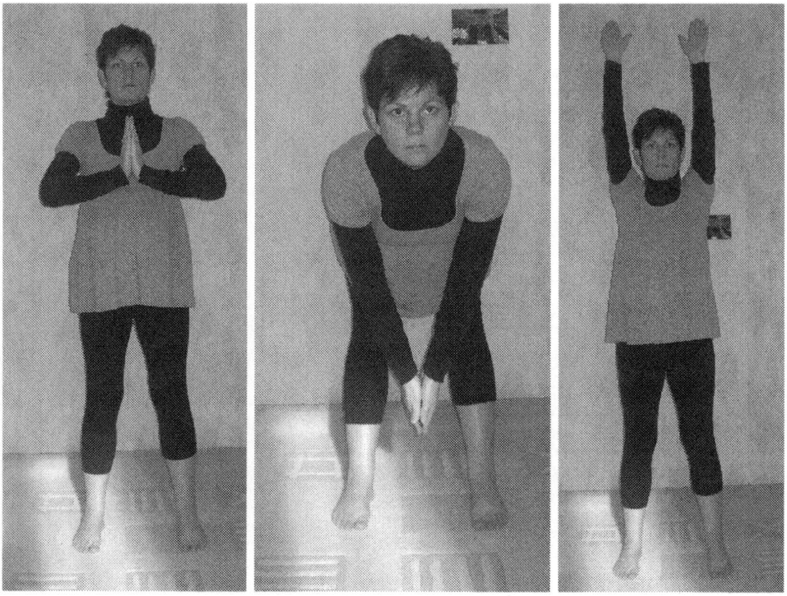

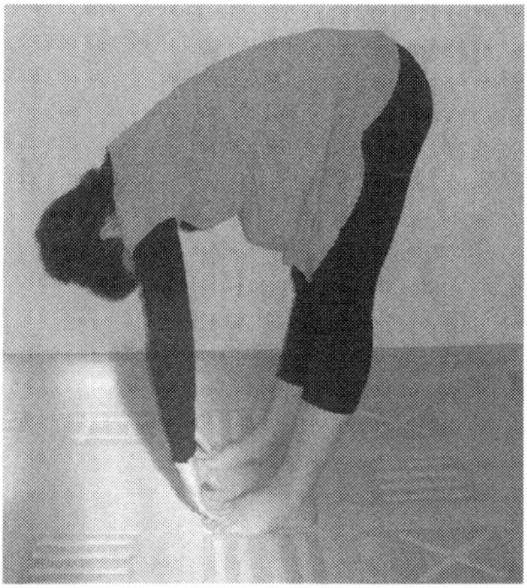 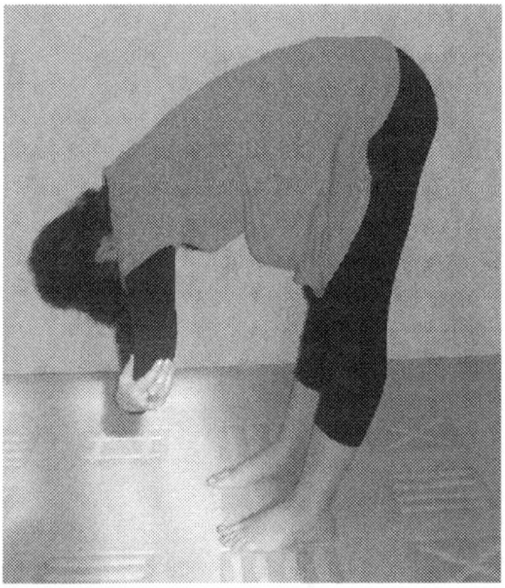

Elle fait remonter l'énergie, « déstresse », ressource, détend les épaules et la nuque.

Prise de la posture :

- Debout, les pieds suffisamment écartés pour laisser passer le ventre en fonction du stade de la grossesse, les mains à la poitrine en **Anjali mudrā**: expirez.
- Inspirez, montez les bras.
- Expirez prenez la position : les mains s'enroulent sur les pieds si elles peuvent les toucher, sinon attrapez vos coudes. Vous pouvez aussi plier un peu les genoux si l'arrière des jambes tire trop. Gardez la posture 3 à 5 minutes en laissant aller le souffle, très léger, les yeux sont fermés, la base est tenue (**mūlabandha**) pour retenir l'énergie. Vous sentez vos lombaires qui se relâchent progressivement.
  Pour remonter, inspirez et levez d'abord la tête, expirez et inspirez à nouveau pour dérouler le dos, ouvrez les yeux si vous craignez d'avoir un vertige.

Mūrchā signifie évanouissement, égarement, faiblesse.

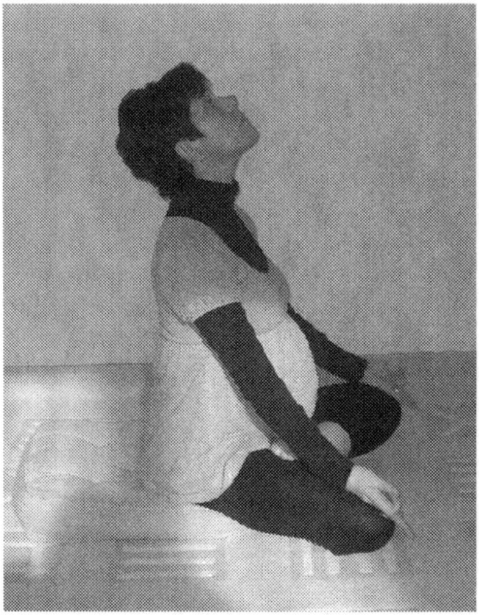

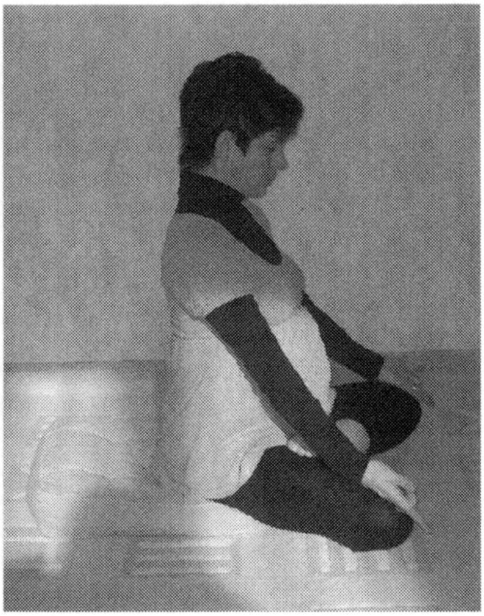

C'est un des huit** prāṇāyāma **ou contrôle du souffle vital.

Dans une assise comme **Padmāsana** (en lotus) ou en tailleur sur un petit coussin, si c'est plus confortable, les mains sont en **jñāna mudrā** (geste de la sagesse, index et pouce joints) tournées vers le plafond.

- Inspirez un temps puis restez en rétention plein le plus longtemps possible tout en basculant la tête en arrière. Les yeux sont en **śāmbhavī-mudrā** (dans le front) et la langue en **khecarī mudrā** (langue retournée).

- Ramenez la tête en expirant deux fois plus que vous avez inspiré.
  Mentalement prononcez « HAM » à l'inspiration et à l'expiration.
  Pratiquez pendant 10 minutes.

Mahā-bandha (mahā =grand ; bandha = lien, contraction) la grande contraction

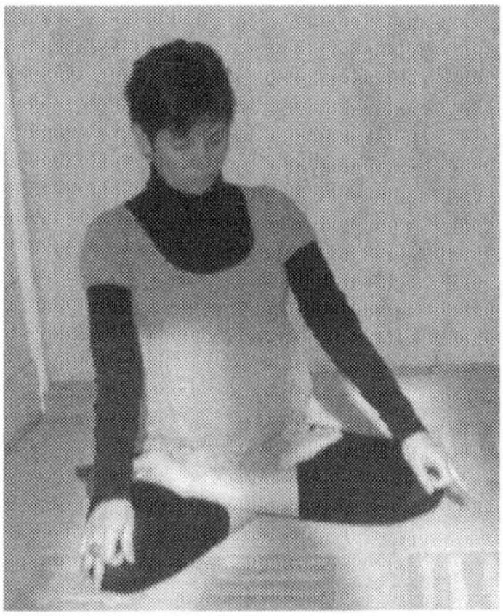

Cette pratique apporte l'immobilité intérieure.

Prise de la posture : assise, le dos redressé, les bras tendus, le geste de la sagesse au niveau des mains paumes vers le bas, le regard sur le bout du nez (**nāsāgra drsti**) puis yeux fermés.

Faites **jalandhara** (contraction de la gorge) et **mula bandha** (contraction de la base) c'est-à-dire la contraction de la gorge avec le menton vers le sternum, et le son du frottement du souffle avec la tenue ferme de la base.

Enchaînez :

- inspiration en prononçant mentalement « OM »,
- rétention plein,
- expiration en prononçant mentalement le son « HRIM »,
- rétention vide.
  Le tout pendant 20 à 30 minutes

Padmāsana (padma = le lotus ; āsana = posture) la posture du lotus

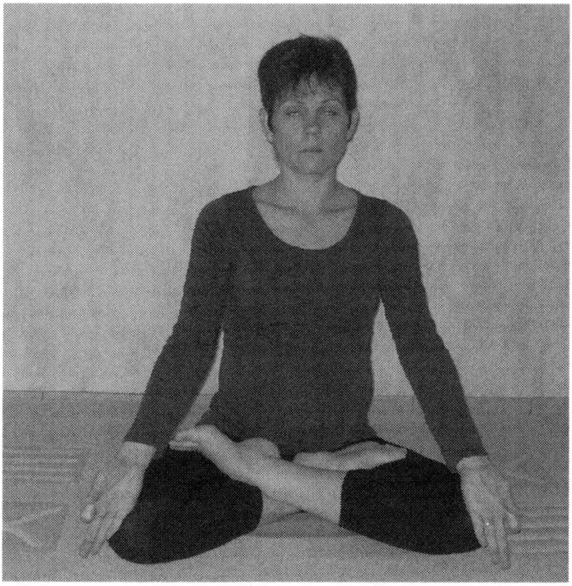

Le lotus donne une assise stable.

Prise de la posture :

- Le lotus se prend progressivement, au fil des mois. En position assise sur un petit coussin, montez le pied sur la cuisse opposée en le tournant un peu, vous devez voir votre plante de pied. Puis montez l'autre pied : ramenez-le de la même manière sur le haut de la cuisse.
- Pratiquez **jālandharabandha** : c'est une contraction de la gorge par appui ferme du menton.
- Le regard est en **śāmbhavī-mudrā** c'est-à-dire convergeant dans le front.

- Prenez le geste de la sagesse, gardez le dos droit et retournez la langue dans la bouche.
- Mettez un son dans la gorge **: ujjāyī, la victorieuse**. Il s'agit en fait d'une respiration par les narines où l'air frotte dans la gorge en produisant un son à l'inspiration comme à l'expiration. Cette respiration audible stimule le centre subtil de la gorge et déclenche udāna, l'énergie vitale de la toux, de l'expiration. Faites-la une quinzaine de minutes.

<u>Ustrāsana (Ustra = chameau ; āsana = posture) posture du chameau</u>

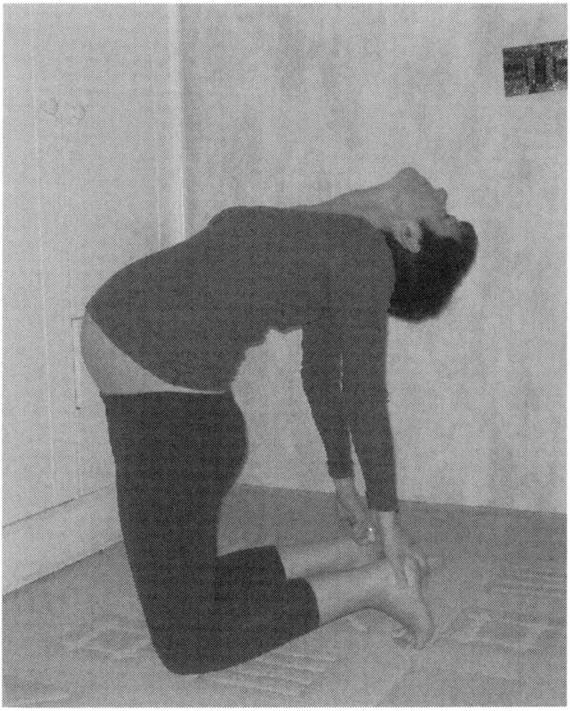

C'est une posture qui donne de l'endurance et de l'énergie. Elle ouvre tous les cakras et surtout ceux du cœur et de la gorge.

Elle donne confiance en soi et développe le sens de la rigueur.

Physiologiquement elle stimule les organes internes et le système immunitaire.

Prise de la posture :

- À genoux, genoux écartés l'un de l'autre, pieds retournés, vous allez porter vos mains sur les talons puis ensuite pencher la tête en arrière et fixer un point derrière à l'horizontale. Tenez bien la base avec **mūla bandha**.
- Durée : 3 à 10 minutes avec un souffle 1 2 ; 1 4 2 ou carré concentré sur le cakra de la gorge.
- Vous pouvez aussi vous concentrer sur chaque cakra de bas en haut et y faire une ou trois respirations (base, pubis, ventre, cœur, gorge, front).

Makarāsana (makara = crocodile ; āsana posture) « Les crocodiles »

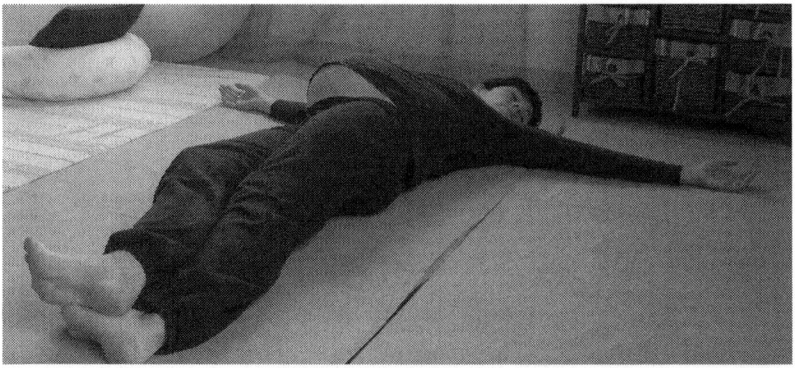

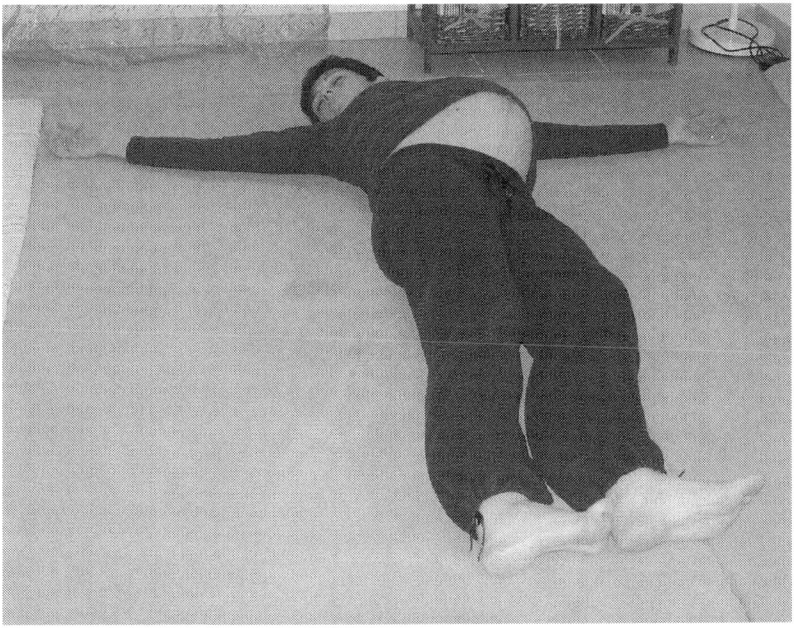

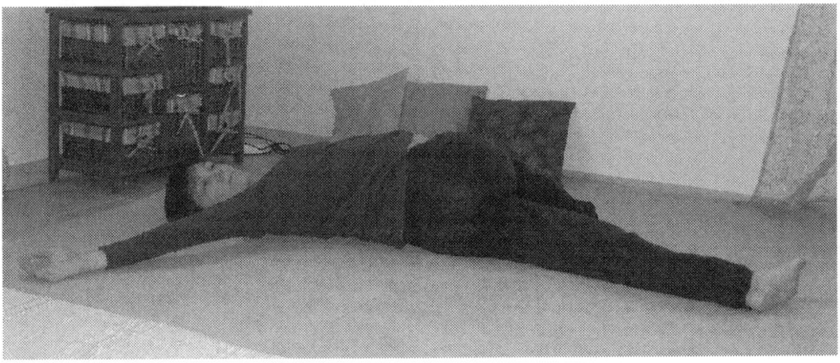

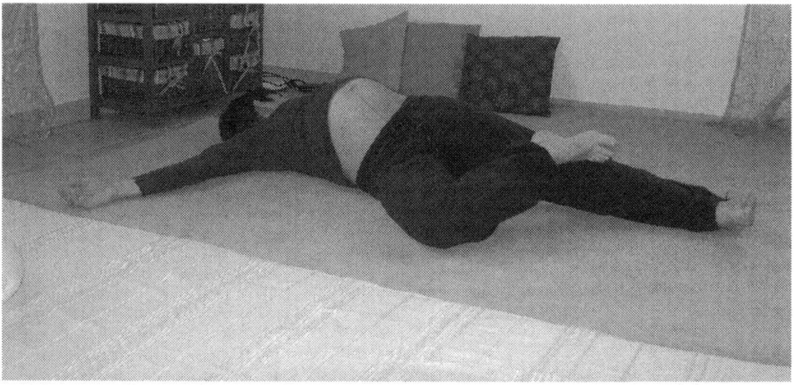

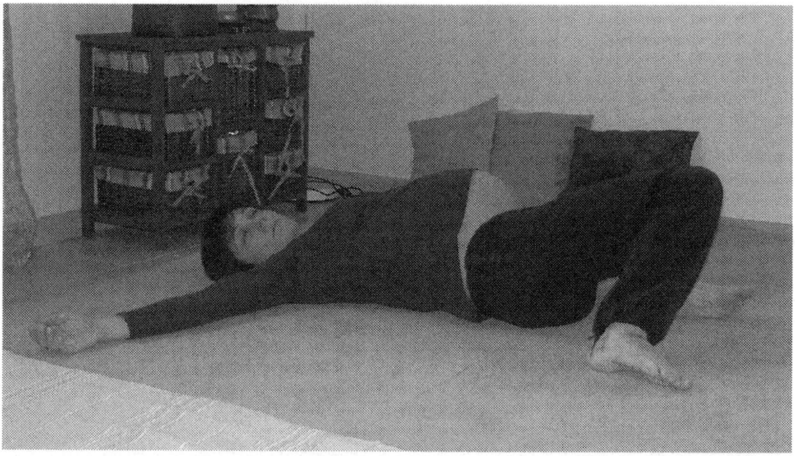

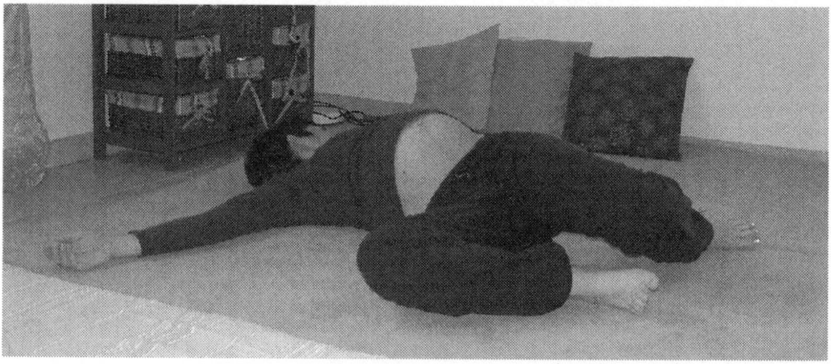

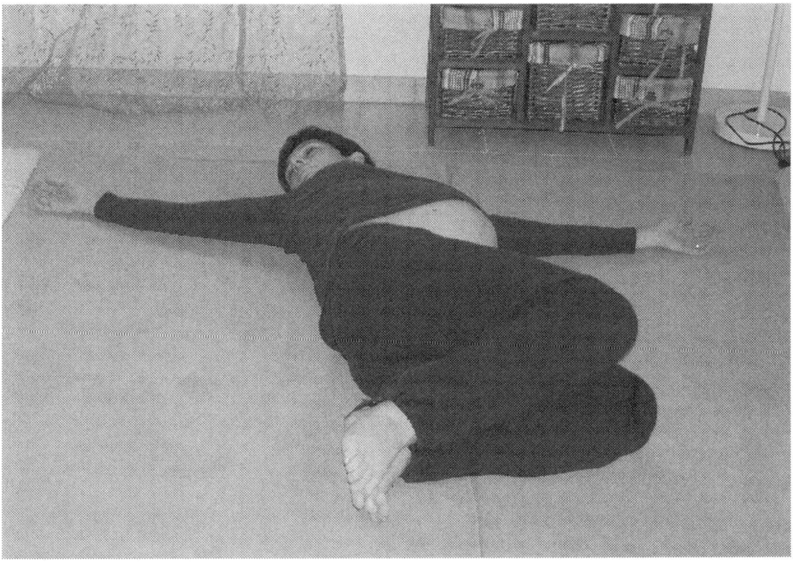

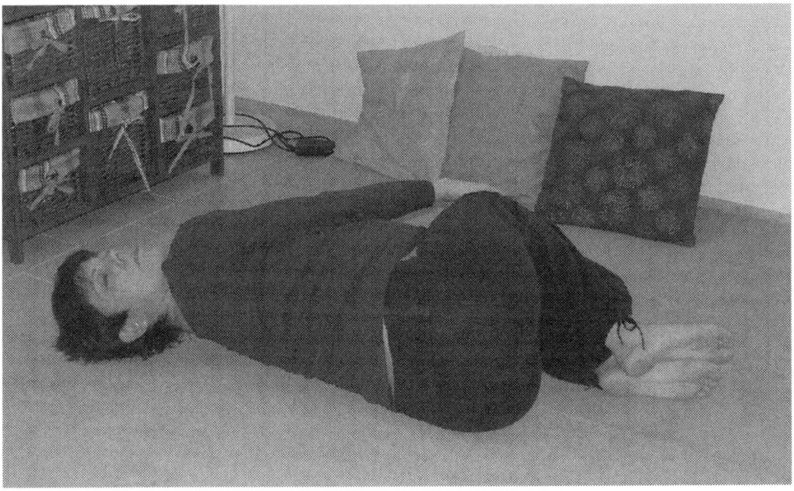

Cet āsana permet d'assimiler, de digérer, c'est un auto massage. Les torsions infligées à la colonne vertébrale vont libérer les énergies.

C'est aussi une pratique de concentration : les yeux doivent rester fixes, immobiles ainsi que les pensées.

Prise de la position :

Allongée, bras en croix, paume de mains vers le plafond, fixez le regard yeux fermés dans le front (**śambavi mudrā**) ou sur le bout du nez **(nāsāgra drsti),** la langue en **khecarī mudrā** : c'est le geste de la langue que l'on retourne le plus loin possible dans la bouche jusqu'à ce que la pointe touche le palais mou. Cela permet d'éliminer les pensées parasites.

- La jambe droite sur la gauche, inspirez et expirez en tournant les pieds à droite et le visage à gauche, inspirez et revenez... 3 fois de chaque côté puis inversez le croisement des pieds.
- Le talon droit sur les orteils du pied gauche, expirez et tournez les pieds à droite et le visage à gauche, inspirez et revenez... 3 fois de chaque côté puis inversez la position des pieds.
- Le pied droit au-dessus du genou gauche, expirez en tournant le genou vers la droite et le visage à gauche, inspirez et revenez... 3 fois de chaque côté puis inversez la position : pied gauche au-dessus du genou droit.
- Les deux jambes pliées, pieds écartés de la longueur d'un tibia : les genoux à droite, la tête à gauche, le genou vient s'emboîter dans la plante du pied opposé en expirant, inspirez et revenez... 3 fois de chaque côté.
- Idem avec les pieds resserrés l'un contre l'autre, en descendant, gardez les jambes collées, un pied se soulève... 3 fois de chaque côté.

- Attrapez les 2 genoux tant que la taille du ventre le permet, laissez tomber le corps à droite et le visage à gauche sur l'expiration, remontez en inspirant... 3 fois de chaque côté.

Viparītakaranīmudrā

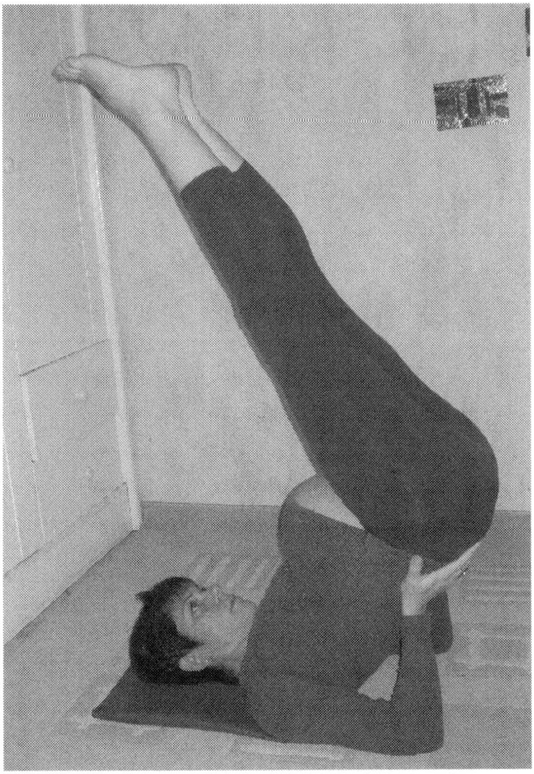

Viparītakaranīmudrā est un mudrā qui signifie le geste inversé.

Ce geste défatigue, fait monter l'énergie, décongestionne les jambes, le bassin. Il est très bon pour la thyroïde et régénère le mental.

Prise de la posture :

- Allongée, vous allez soulever le bassin et les jambes. Les coudes sont serrés, le bassin est tenu dans les mains, le poids du corps est sur les épaules, la nuque et les coudes. Les tibias sont au niveau du visage, les yeux fixent le point intersourcilier (**brhumodiya**), le souffle 1 2 ou carré (**samavritti**).
- Tenez au minimum 5 minutes et si vous le pratiquez depuis quelque temps poussez jusqu'à 25 minutes…

<u>Sarvangāsana (sarva = entier ; anga = corps ;āsana = posture) posture du corps entier soutenu</u>

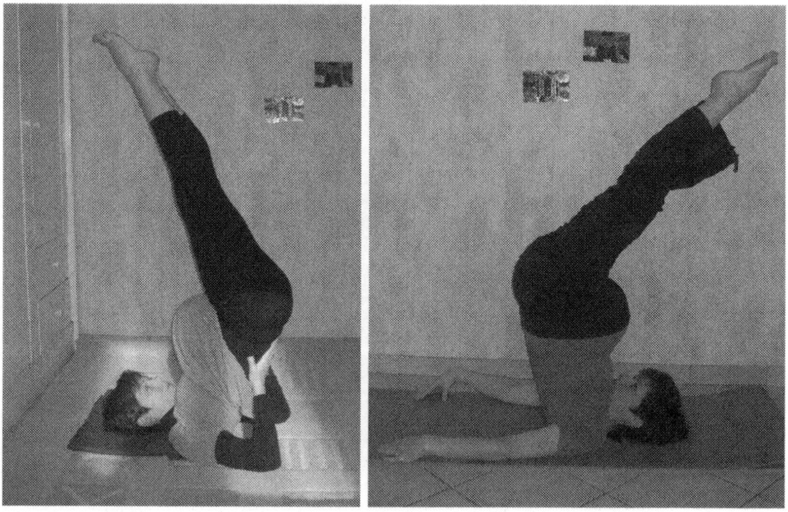

Elle permet de remonter le bébé lorsqu'il donne des sensations de pesanteur par exemple.

Elle est plus étirée que le geste inversé, l'appui se fait surtout sur les cervicales, à ne pas pratiquer, donc, si vous avez un antécédent de traumatisme. Elle est à prendre avec d'autant plus de précaution que vous de poids pris car les kilos supplémentaires vont peser sur les cervicales !

Donc pratiquez Sarvangāsana seulement en début de grossesse ou, si vous l'appréciez encore au 2e et 3e trimestre en l'absence de toute douleur ou vertige.

Prise de la posture :

- Allongée sur le dos, passez d'abord dans le geste inversé **Viparītakaranīmudrā** le bassin est soulevé et tenu dans les mains. Après quelques souffles poussez le bassin plus haut, placez les mains plus haut dans le dos. Si l'équilibre est bon, vous pouvez même enlever les mains…
- Restez 3 minutes avec un souffle 1 2 en prononçant SAH à l'inspiration et HAM à l'expiration.

Śīrsāsana (śīrsa = tête ; āsana = posture) posture sur la tête

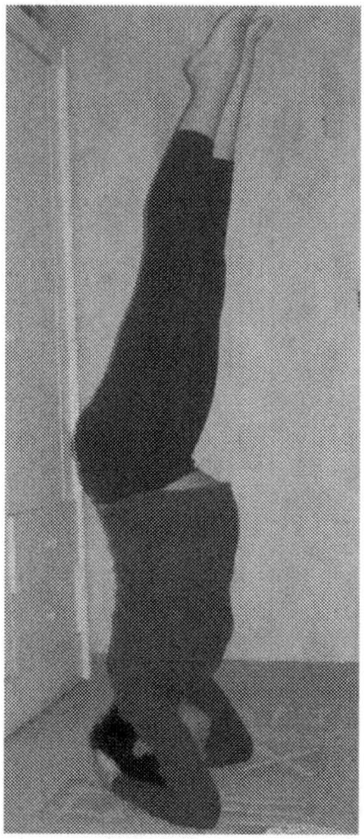

Nous voilà dans des pratiques plus impressionnantes : la posture sur la tête ! Elle donne protection, jeunesse, elle régénère et oxygène le cerveau, elle a des vertus anti-dépressives. Elle met le pratiquant à contre-courant, refusant le conditionnement naturel de dégradation. En quelque sorte le sablier remonte le temps !

Pendant la grossesse, elle permet de décoincer le bébé du bassin afin qu'il puisse se placer plus librement, sans contraintes. Pratiquez Śīrsāsana dans la première moitié de la grossesse car votre prise de poids ensuite va comprimer vos cervicales.

Bien évidemment elle est contre-indiquée en cas d'antécédents de traumatismes des cervicales. Dans tous les cas ne la renouvelez pas si elle provoque des douleurs cervicales ou des migraines.

Prise de la posture :

- La présence d'un mur à proximité rassure certaines. Placez vos mains au sol et faites un triangle avec vos mains et vos coudes. Vous allez placer votre tête, en un point situé entre la fontanelle et le début du front.
- Montez les fesses à la verticale de votre tête et montez ensuite les genoux et finalement dépliez les jambes.
- Cette dernière étape peut se faire progressivement sur quelques semaines.
- Respirez tranquillement puis redescendez. Restez la tête au sol quelques respirations avant de vous redresser.

<u>Kāpālāsana (Kāpāla = crâne ; āsana = posture) la posture sur le crâne</u>

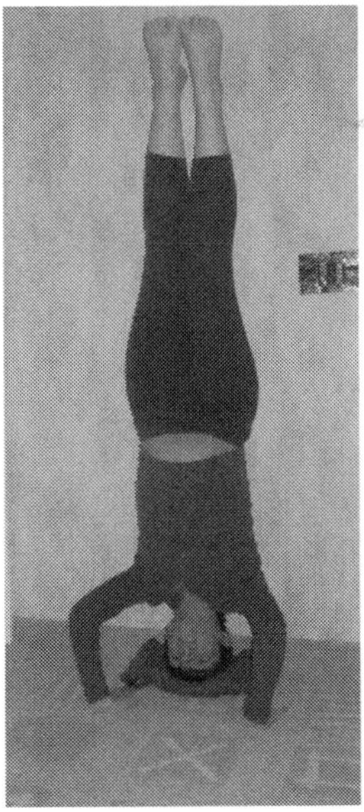

Encore une posture impressionnante à ne réaliser qu'en toute sécurité ! Elle a les mêmes vertus que ***śīrsāsana*** et donne plus de légèreté. Elle a les mêmes contre-indications aussi : traumatismes des vertèbres, prise de poids…

Prise de la posture :

- Cette fois-ci il faut placer les mains à plat au sol, le crâne viendra se placer entre les mains, les coudes pliés assurent l'équilibre.
- C'est la fontanelle qui est posée au sol, les jambes montent doucement pour se mettre à la verticale.
- Si un mur vous rassure, mettez-vous de façon à l'avoir dans votre dos suffisamment loin pour ne pas prendre appui et suffisamment près pour vous rééquilibrer si vous penchez en arrière.
- Respirez tranquillement et redescendez progressivement. Attendez assise quelques respirations avant de vous redresser.

Ajna et sahasrara

Ajna correspond au plexus caverneux au niveau du front entre les deux sourcils et signifie « centre de la commande » : c'est le centre d'énergie qui gouverne tous les autres. Il est associé à ce qui est spirituel, il est relié à l'invisible, au plan des dieux…

Ce « 3e œil » est bleu ou violet, il correspond au son « OM » et gère les énergies mentales.

Sahasrara est en dehors du corps, c'est un point brillant au-dessus de la tête, sur la fontanelle.

Sahasra signifie 1000, c'est le nombre de pétales qu'a le lotus qui le représente.

Dans toute la pratique le regard est en **śambavi mudra** ou en **brhumodiya.**

La pratique sur ces centres apaise et élimine le stress, les pensées négatives. Elle met dans un état méditatif.

Les asanas sur les centres subtils du front et au-dessus de la fontanelle :

Vrksāsana : (vrksa = arbre ; āsana = posture) posture de l'arbre

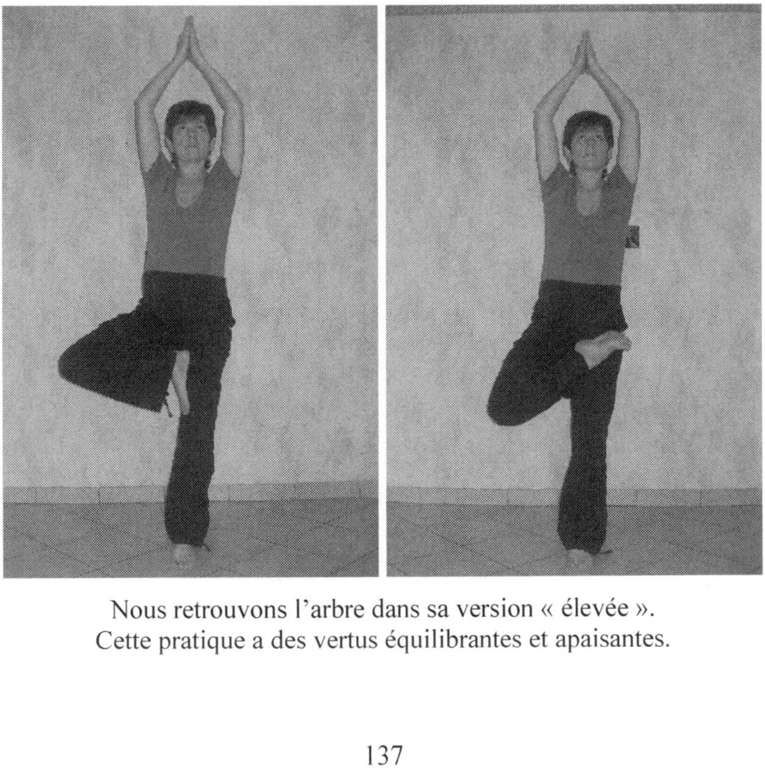

Nous retrouvons l'arbre dans sa version « élevée ».
Cette pratique a des vertus équilibrantes et apaisantes.

Prise de la posture :

- Debout, montez le pied au niveau du haut de la cuisse opposée et coincé le. En cas de difficulté vous pouvez le coincer seulement au-dessus du genou ou encore mettre simplement un pied sur l'autre, juste pour être en équilibre.
- Les bras et le regard sont en haut, les mains jointes, le souffle se subtilise, sans bruit, très léger. Mentalement vous pouvez prononcer le son « OM ».
- La pratique doit durer 5 minutes de chaque côté, lorsque vous perdez l'équilibre, vous expirez et vous vous replacez patiemment dans la posture.

Mūrchā (signifie évanouissement)

C'est un des huit **prānāyāma** ou contrôle du souffle vital. Cette pratique élimine le stress, les pensées négatives et régénère. Il en existe plusieurs formes : choisissez celle qui vous convient le mieux.

Debout :

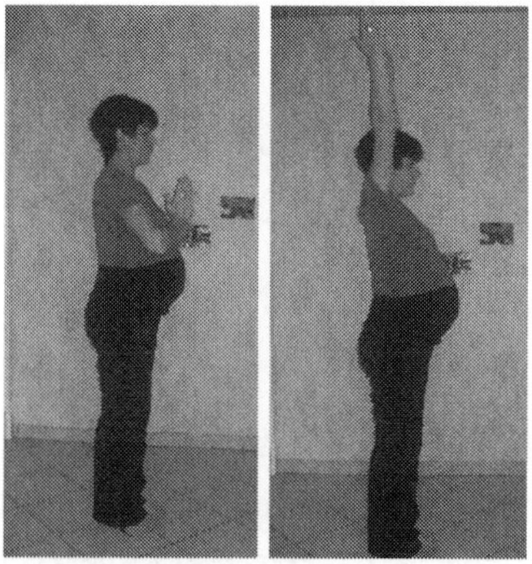

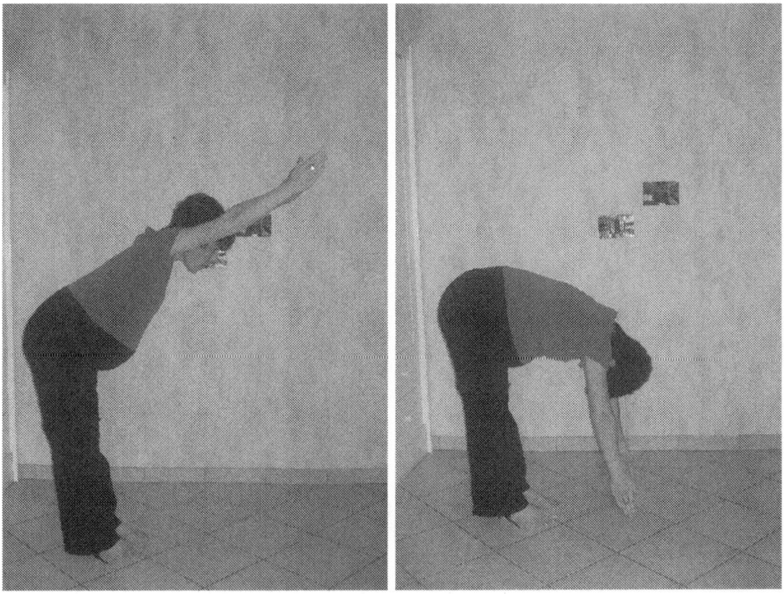

Mains jointes, yeux fermés, regard entre les sourcils en **brhumodiya**, les pieds bien ancrés dans le sol pour se relier à la terre, serrez l'anus avec **mūla-bandha.**

3 phases :

- inspirez montez les bras puis expirez en descendant la tête et le buste en avant,
- inspirez redressez, bras en haut puis expirez de façon sonore en prononçant « ha » par la bouche en descendant la tête et le buste, mains vers le sol, relâchez tout, suspendez le souffle,
- inspirez tranquillement avec **ujjāyī** et remontez bras en haut.
  7 souffles

- expirez de plus en plus rapidement de la même manière pour tout faire sortir, pour faire un nettoyage encore 7 souffles et finissez à présent par une pause poumons plein en haut, bras en haut,
  Renouvelez au moins 3 fois en ménageant un temps de pause et d'observation entre chaque.

Assise :

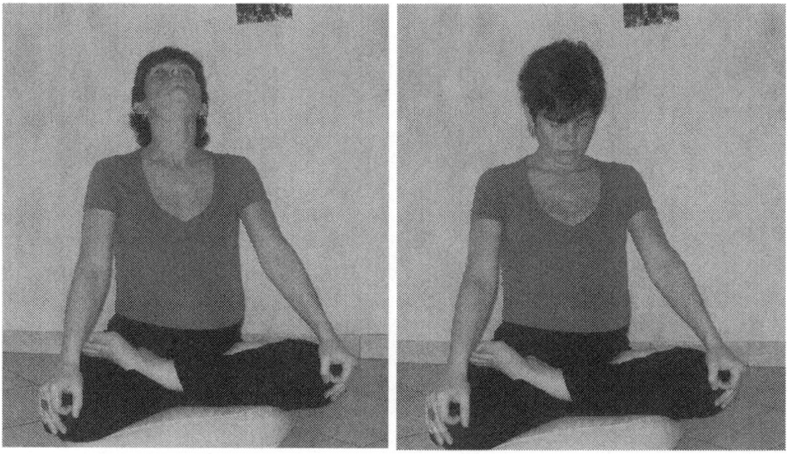

- Dans une assise comme **Padmāsana** ou en tailleur si c'est plus confortable, inspirez puis restez en rétention plein le plus longtemps possible tout en basculant la tête en arrière. Les yeux sont en **śāmbhavī-mudrā** (dans le front) et la langue en **khecarī mudrā** (langue retournée).
  Ramenez la tête en expirant deux fois plus que vous avez inspiré. Pratiquez pendant 10 minutes en prononçant mentalement « OM ».

- Dans une assise comme **Padmāsana** ou simplement plantes de pied l'une contre l'autre, les yeux fermés en **śāmbhavī-mudrā** (dans le front) ou en **brhumodiya** (entre les sourcils) :
  - expirez tranquillement en descendant la tête et le buste,
  - inspirez et redressez-vous, tenez à poumons pleins,
  - expirez tranquillement <u>de façon sonore</u> en prononçant « ha » par la bouche et descendez la tête et le buste puis suspendez le souffle,
  - inspirez tranquillement en remontant le buste avec **ujjāyī** renouvelez (7 souffles),
  - expirez de façon sonore en prononçant « ha » par la bouche et descendez la tête et le buste en expirant <u>rapidement</u> : faites tout sortir, c'est une sorte de nettoyage puis tenez à vide en bas (7 souffles),
  - l'enchaînement devient très <u>rapide</u> : inspirations en montant et expirations « ha » en relâchant (7 souffles) puis finissez par une rétention plein en haut avec la tête en arrière.
- <u>Synchronisez</u> le mouvement du souffle et celui des yeux : commencez par fermer les yeux, regard en **brhumodiya** ou **śāmbhavī-mudrā,** mains sur les genoux avec le geste de la sagesse (**jňāna-mudrā**).
  Ouvrez les yeux à l'inspiration (soyez très simultané) et montez la tête et le regard en gardant la convergence. Faites aussi **mula bandha.**
  Gardez une rétention plein : yeux ouverts en **śāmbhavī-mudrā** (= dans le front) concentrée sur la lumière.
  Fermez les yeux et redescendez la tête.

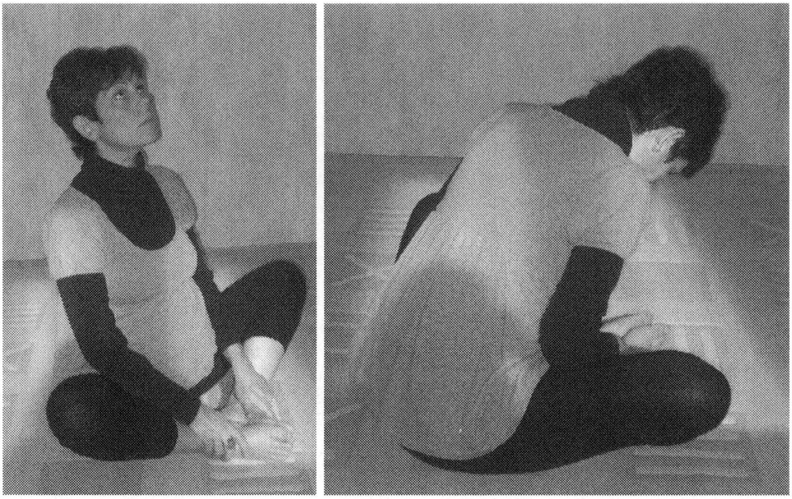

Jyoti-mudrā (jyotis = lumière)

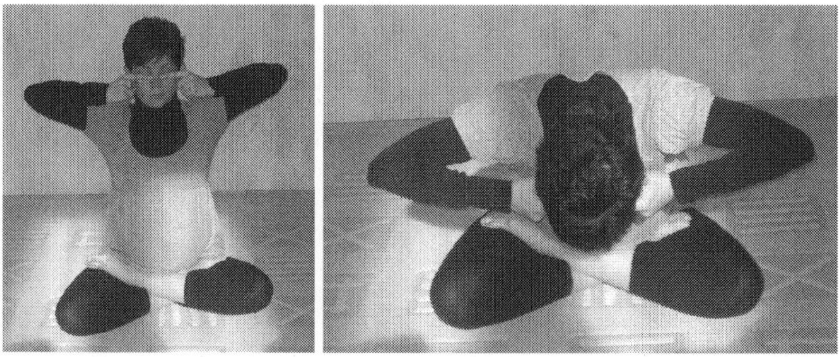

Assise en **Padmāsana** (lotus) ou en **vajrāsana** (la posture du diamant où les fesses sont sur les talons, pieds serrés, dos droit) fermez les oreilles avec les pouces, tenez les paupières avec les index, les autres doigts sont repliés.

Le regard en **śāmbhavī-mudrā** (yeux fermés dans le front), faites **mūla-bandha**, descendez le buste et la tête alignés sur l'expiration, restez à vide le plus longtemps possible et prononcez mentalement « SO ».

Inspirez calmement en remontant, et placez la tête en arrière, yeux fermés regard dans le front, le plus longtemps possible en rétention plein et prononcez mentalement « HAM ».

Pratiquez au moins 10 minutes

<u>Yoga mudrā (yoga = lier ; mudrā=geste)</u>

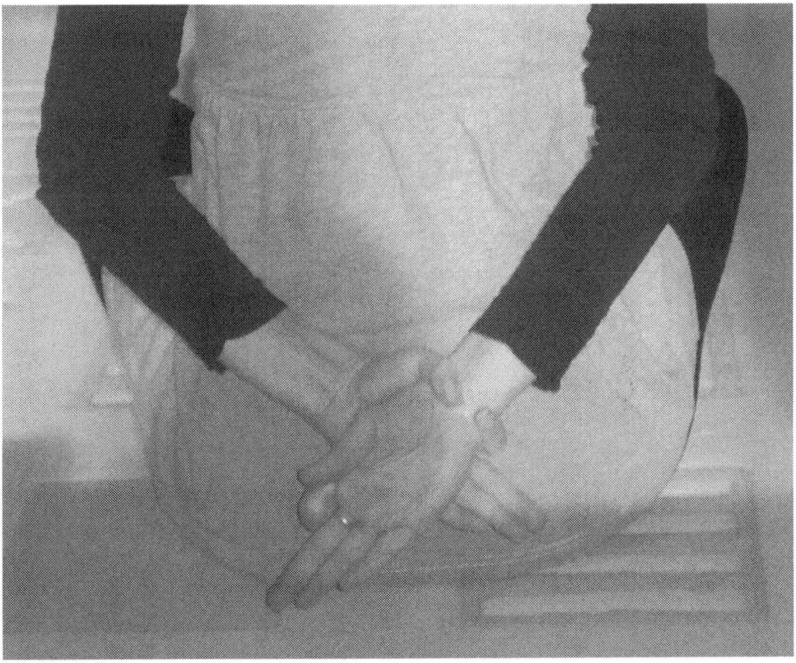

Très apaisante, cette pratique symbolise le lien entre le ciel et la terre et entre le front et la base du corps.

Assise en demi-lotus (**ardha padmāsana**) ou en tailleur un peu « ouvert » pour laisser passer le ventre, les mains dans le dos, la main gauche attrape le poignet droit avec le pouce et l'index et la main droite fait le geste de la sagesse (**jňāna-mudrā**).

Les yeux ouverts ou fermés vont suivre le mouvement :

- Expirez descendez le visage, regard au bout du nez en **nāsāgra drsti.**
- Inspirez remontez concentrée dans le front, regard dans le front en **śāmbhavī-mudrā** mentalement prononcez le son « OM ».

Cette pratique est également possible avec le son de l'abeille Brhāmarī **et dure une dizaine de minutes.**

Brhāmarī l'abeille

Toutes les pratiques de vibrations sont agréables, apaisantes et sans aucun doute perceptibles par le bébé.

Assise en **Padmāsana** (lotus) vous allez boucher les oreilles avec les pouces sur le cartilage, placer les majeurs joints au sommet du crâne. Expirez en bourdonnant comme une abeille, prononcez un son sans ouvrir la bouche et faites descendre la vibration. Suivez avec les yeux c'est-à-dire descendez le regard au fur et à mesure de l'expiration ou fixez le regard en **śāmbhavī-mudrā**.

Dans un deuxième temps faites le silence et écoutez…

Sāmbhavī-mudrā (geste consacré à la déesse Sāmbhavī ou Sāmbhu, l'absorption interne)

Dans une position assise confortable, et au mieux en **Padmāsana** (lotus), vous allez suivre avec le regard votre souffle : sur l'inspiration, remontez les yeux, louchez en haut en **śāmbhavī-mudrā,** remontez également l'anus et mentalement prononcez « SAH ».

En expirant portez le regard sur le bout du nez en **nāsāgra-drsti** et prononcez mentalement « HAM ».

Kapālabhāti

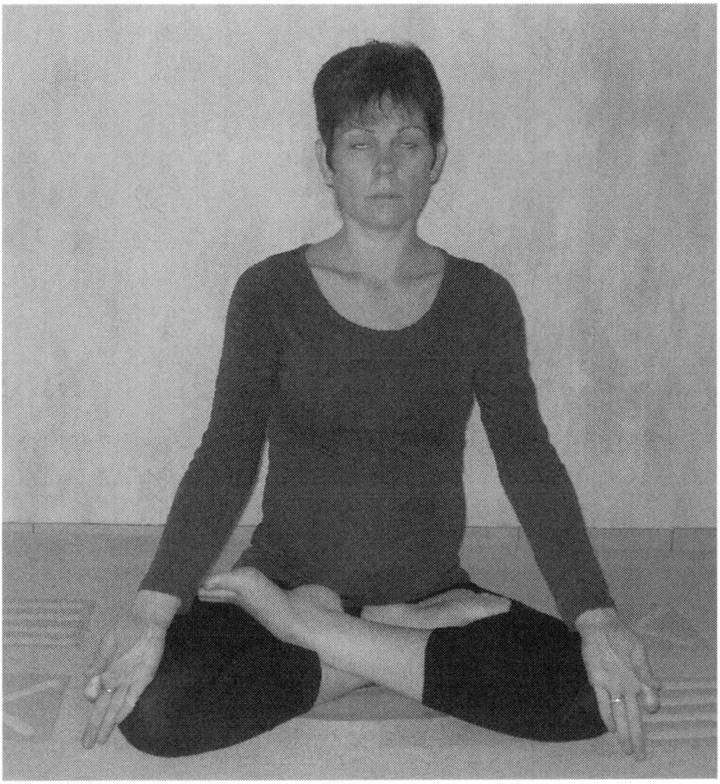

C'est une respiration qui entraîne un véritable nettoyage du crâne. Elle élimine les pensées, ouvre la conscience et purifie.

En **Padmāsana** (lotus) redressez le dos le plus possible, glissez un petit coussin sous les fesses si c'est plus confortable.

Serrez l'anus avec **mūla-bandha** pour raffermir le périnée**,** retournez la langue en **khecarī mudrā** ce qui arrête les pensées.

Les yeux fermés en **śāmbhavī-mudrā** fixez une lumière très haut dans le front en montant bien les sourcils.

Prenez le geste de la sagesse avec les mains (pouce et index joints) **jňāna-mudrā** paumes tournées vers le plafond.

Le ventre est tenu au mieux, l'air va entrer et sortir superficiellement et rapidement des narines comme si vous vouliez expulser une poussière.

Gokarnāsana (go = vache ; karna = oreille ; āsana = posture) posture de l'oreille de vache

Cette posture équilibre les énergies et ouvre le bassin, elle défatigue, apaise les tensions nerveuses, calme les vents intérieurs (le stress, la déprime) et pacifie le mental.

Elle rééquilibre les dissymétries droite/gauche, remet en place et corrige la colonne vertébrale.

C'est une posture d'ouverture (vers les autres…).

Prenez la posture allongée les bras le long du corps, les yeux fermés, le regard sur le bout du nez en **nāsāgra-drsti** (nāsāgra = pointe du nez ; drsti = vue). Sur l'inspiration montez le bras droit, avec un geste des doigts **jñāna-mudrā** (pouce et index joint).

Prenez fermement le gros orteil du pied gauche.

Laissez descendre la jambe gauche tendue à gauche jusqu'au sol : mieux vaut plier un peu la jambe que de lâcher la prise.

Placez un souffle au rythme : 1 4 2

Contractez le périnée avec **mūla-bandha.**

Visualisez le souffle qui circule au niveau de la base jusqu'au front à l'inspiration puis du front à la base en passant par le bras et la jambe à l'expiration.

Ramenez bien le menton au sternum, **jālandharabandha** le visage dans l'alignement.

Durée : 5 souffles.

Relâchez et restez un petit temps dans l'observation avant de faire l'autre côté.

<u>Sīrsāsana (śīrsa = tête ; āsana = posture) posture sur la tête</u>

Voilà encore des pratiques sur la tête dans lesquelles vous cherchez à vous sentir bien.

Toujours contre-indiquée en cas d'antécédents de traumatismes des cervicales ou de prise de poids importante c'est-à-dire dès le 2e trimestre de la grossesse parfois, et à ne pas renouveler si elle provoque des douleurs cervicales ou des migraines.

Prise de la posture :

Placez vos mains au sol et faites un triangle avec vos mains et vos coudes. Au sol, vous allez placer votre tête, en un point situé entre la fontanelle et le début du front.

Montez les fesses à la verticale de votre tête et montez progressivement les genoux puis finalement dépliez les jambes.

Kāpālāsana (Kāpāla = crâne ; āsana = posture) la posture sur le crâne

Elle a les mêmes vertus que ***śīrsāsana*** et donne plus de légèreté. et elle a aussi les mêmes contre-indications (traumatismes cervicaux, prise de poids…).

Cette fois placez les mains à plat au sol, le crâne viendra se placer entre les mains, les coudes pliés assurent l'équilibre.

C'est la fontanelle qui est posée au sol, les jambes montent doucement et progressivement au fur et à mesure de la pratique, pour se mettre à la verticale.

Si un mur vous rassure, mettez-vous de façon à l'avoir dans votre dos suffisamment loin pour ne pas prendre appui et suffisamment près pour vous rééquilibrer si vous penchez en arrière.

Conclusion

Il est difficile de conclure un ouvrage traitant du yoga car la pratique n'est pas une fin en soi mais une ouverture vers une autre façon de vivre.

J'espère que le yoga a permis ce changement magnifique qui s'opère en profondeur et rejailli dans la vie quotidienne : un corps physique qui fonctionne mieux et qui véhicule un mental apaisé et confiant.

Votre pratique fait passer à votre enfant, au cœur de votre utérus toute l'énergie positive que vous développez.

Elle vous permettra de mieux connaître votre corps et de l'écouter le jour de l'accouchement. Les āsanas pratiqués régulièrement permettront à votre bébé d'emprunter ce chemin vers la vie qu'est votre bassin, votre périnée, vos voies naturelles avec facilité et détermination.

Vous accueillerez ainsi un enfant robuste et plein d'élan vital.

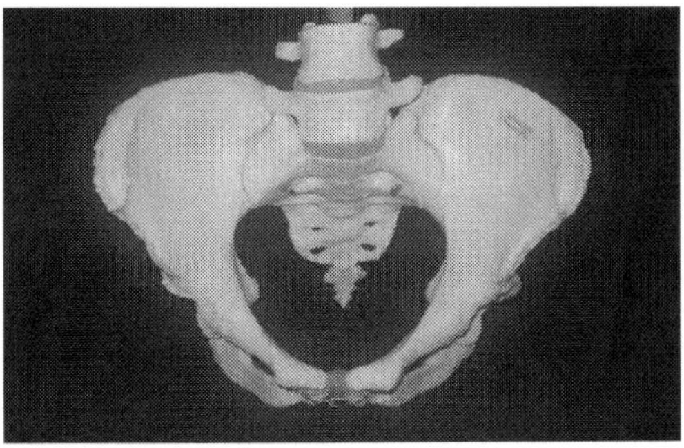

Bibliographie

GHERANDA SAMHITA (traduction commentaires) de Jean Papin aux éditions Almora

ANATOMIE POUR LE MOUVEMENT de Blandine Calais-Germain aux éditions DésIris

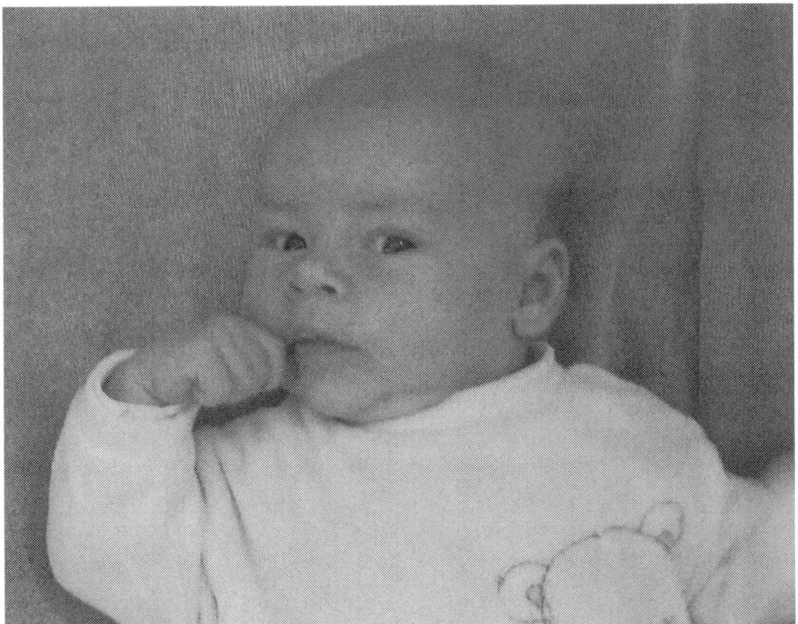

Cet ouvrage a été édité par la
Société des Écrivains,
14, rue des Volontaires – 75015 Paris
Tél. : 01 53 69 65 33 – Fax : 01 53 69 65 27
www.societedesecrivains.com
info@societedesecrivains.com

Imprimé en France

9929889R00089

Printed in Germany
by Amazon Distribution
GmbH, Leipzig